EDITORIAL PAIDOTRIBO

Salud Y Relajación Gracias Al Masaje
Métodos-Técnicas-Indicaciones

Published by iUniverse, Inc.
For information address:
iUniverse, Inc.
5220 S. 16th St., Suite 200
Lincoln, NE 68512
www.iuniverse.com

Originally published by Falken-Verlag

ISBN: 0-595-20751-0

SALUD Y RELAJACIÓN GRACIAS AL MASAJE
Métodos - técnicas - indicaciones

Karin Schutt

iUniverse, Inc.
San Jose New York Lincoln Shanghai

ÍNDICE

EL CONTACTO - UN BÁLSAMO PARA CUERPO Y ALMA

La necesidad de contacto corporal forma parte de nuestro ser tanto como comer, beber y dormir. Toda persona necesita que la acaricien, quiere ser abrazada y querida, y siempre se tienen sensaciones placenteras cuando ocurre. No importa si solamente damos la mano para saludar amablemente a otra persona, si acariciamos la cabeza a un niño que llora desconsolado o ponemos de manifiesto con ternura el amor y la sexualidad; todo contacto realizado con buena intención es un bálsamo para cuerpo y alma. Sin estos estímulos de los sentidos no podríamos existir; incluso una carencia haría que nuestro bienestar físico y psíquico sufriera un desequilibrio fatal.

El tacto es uno de nuestros cinco sentidos. Con los labios y la lengua —donde el sentido del tacto está más desarrollado en los recién nacidos— los bebés toman un primer contacto con su entorno. En el adulto son las puntas de los dedos las más sensibles: con su ayuda llenamos de forma activa nuestro mundo.

El contacto amoroso con las personas de referencia es determinante para el desarrollo físico y psíquico de los niños. Sí, por cualquier razón, esta necesidad innata de contacto físico no es satisfecha de forma suficiente, se pueden producir graves trastornos en el niño. Si se elimina este contacto por completo, la persona no será capaz de vivir, tal y como lo han probado diversos estudios. "El organismo muere cuando la estimulación a través de la piel finaliza", escribió Ashley Montagu, un antropólogo americano. Pero no solamente los niños, sino también los adultos necesitan ser acariciados para mantenerse sanos física y psíquicamente: por medio de las caricias y la cercanía física nos sentimos queridos y aceptados.

Además del contacto visual y la expresión de la cara, son las manos las que transmiten cercanía humana, sensación de seguridad y comprensión a través del contacto de la piel. El contacto es la forma más elemental de comunicación humana, ya que no requiere palabras para poner de manifiesto nuestros más hondos sentimientos, deseos y pensamientos ante otras personas y ante nosotros mismos. El contacto es un lenguaje sin sonidos que hablamos desde nuestro nacimiento y que todos entienden. Según la necesidad de cada uno, las personas se tocan para demostrar su cariño, sus buenas intenciones o su ternura. Las manos pueden transmitir simpatía, pero también expresan ira, enfado y odio —a veces de una manera bastante dolorosa—. Toda la variedad de sentimientos humanos, sean positivos o negativos, se transmiten desde dentro hacia afuera por medio del contacto, la mímica y los gestos y son transformados en "hechos sólidos".

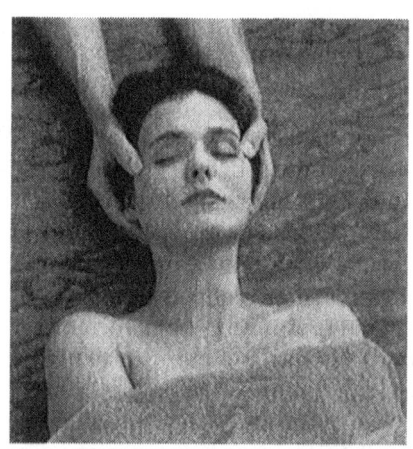

Las manos que tocan son portadoras de informaciones, siempre traen un mensaje. Expresado en palabras, este mensaje podría ser: "quiero hacer algo por ti". Este mensaje denota la intención de ayudar al otro, y justo esta información, en forma de energía mental, es determi-

Ilustración 1 : Con nuestras manos transmitimos nuestros mensajes y la energía de nuestros pensamientos

nante para el efecto que se pretende. Naturalmente, esto también es aplicable para otros mensajes.

EL MASAJE - EL CONTACTO CURATIVO

Nos tocamos mutuamente para transmitir, provocar y transformar algo muy concreto. Por lo general, son formas de comportamiento, sentimientos o situaciones, sobre los que se puede influir sin palabras, sino simplemente por medio del contacto: por ejemplo, en el caso de un comportamiento agresivo en una situación de conflicto, en la cual apoyamos la mano conciliadora sobre el hombro del adversario, o cuando para tranquilizarnos y meditar juntamos las palmas de las manos.

Los hombres deben haber reconocido muy pronto que el contacto amoroso tiene efectos curativos. Lo que ocurría desde tiempos inmemoriables por impulso y experiencia, se ha demostrado hoy de forma científica: todo contacto provoca transformaciones sutiles, tanto en el plano físico como psíquico. Estas transformaciones, a su vez, ponen en marcha ciertos mecanismos de regulación del organismo, que son los responsables del equilibrio y la armonía. Por medio de la "reorientación" del organismo, las tensiones se convierten en distensiones, la energía negativa en positiva, o la enfermedad en salud.

El masaje es un método de curación ancestral, cuyos valores y utilidades terapéuticas están "en nuestra mano" en todo el sentido de la palabra: las manos que tocan se convierten en instrumentos curativos, que pueden influir de modo muy positivo sobre nosotros a todos los niveles. El masaje es un método terapéutico integral, ya que tanto nuestro cuerpo como nuestra alma se benefician del contacto. Gracias al potencial energético de este método pueden aliviarse dolores, hacer desaparecer tensiones, sean de naturaleza física y/o psíquica. Además, el masaje es un método curativo natural, ya que no hay nada más primitivo que ser tocado por unas manos bienintencionadas.

HISTORIA Y DESARROLLO DEL MASAJE

Si nos fijamos en la historia de la humanidad, podremos comprobar que la curación por medio del tacto de las manos se encuentra entre los métodos de curación naturales más antiguos. Mucho antes de que se comenzará a contar el tiempo, hace unos 2600 años antes de Cristo, se redactaron los primeros escritos sobre masajes curativos. En estas descripciones de digitopuntura se puede comprobar, entre otras cosas, que el masaje no solamente es útil para combatir enfermedades y lesiones, sino principalmente como prevención de enfermedades. Por tanto, la digitopuntura se considera uno de los métodos más antiguos de contacto curativo en general.

Un vistazo a la ciencia médica de la India demuestra que allí el masaje también cuenta con una larga tradición. Aún hoy, las madres les dan masajes a sus lactantes de manera experta con la finalidad, por ejemplo, de facilitarles el sueño o para aliviarles los trastornos digestivos. El ginecólogo francés Dr. Frédéric Leboyer, que sufre un defecto congénito, no hace tanto que le presentó a nuestra sociedad el masaje indio para bebés a través de sus conferencias (ver pág. 203).

En la medicina Ayurveda, también originaria de la India y cuyos comienzos datan del año 1800 antes de Cristo, el masaje experto con esencias etéreas constituye un componente muy importante.

Pero también en la Antigüedad, quienes tenían conocimientos de medicina utilizaban sus manos como instrumentos de sanación. La literatura griega y romana precristiana contiene muchas indicaciones sobre cómo y cuándo se realizaban masajes: a menudo antes y después de campeonatos deportivos, durante la convalecencia de una enfermedad, después del baño y especialmente como medio terapéutico de dolencias físicas y psíquicas como la melancolía, los trastornos de digestión o el asma.

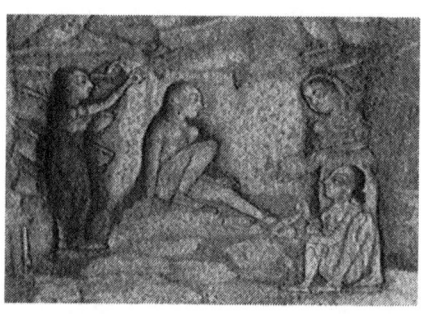

Ilustración 2 : *El contacto curativo es tan antiguo como la Humanidad misma Ya los antiguos egipcios, griegos, romanos e indios conocían el arte del masaje El masaje se encuentra entre los primeros documentos sobre el arte médico humano Hasta nuestros días, este método terapéutico tan antiguo no ha perdido su efectividad, ya que procura curación y alivio a las enfermedades más diversas de la manera más natural*

Para el griego Hipócrates (aprox. desde 460 a 375 a.C.), que hoy en día todavía es considerado el padre de la medicina occidental, la fricción era un arte que todo médico debía conocer. Y el filósofo griego Demócrito (aprox. desde 460 a 380 a.C.) escribe : "Las personas ruegan a los dioses por su salud, pero no piensan que está en sus manos conservarla".

A comienzos de nuestra era, especialmente el médico greco-romano Galeno (129 a 199 d.C) fue quien llevó a cabo un compendio de los conocimientos médicos de su tiempo. En estos escritos daba indicaciones muy precisas, entre otras cosas, sobre técnicas de masaje y sus formas de aplicación. Por ejemplo, escribió que "el movimiento acariciante y circular de las manos se puede llevar a cabo de múltiples maneras para así mover todas las fibras musculares en todas direcciones".

Después de la extensión del cristianismo, en occidente se perdieron casi por completo los conocimientos sobre el masaje, lo cual con toda seguridad está en relación con la actitud contraria al cuerpo adoptada por la Iglesia. En la Edad Media europea, las mujeres curanderas eran las que en primera línea utilizaban los tratamientos corporales propios del masaje, y a menudo eran consideradas brujas, eran perseguidas y en muchos lugares ajusticiadas. En el siglo XVI se encuentran muchas menciones sobre los masajes. El médico francés Ambroise Paré (1510-1590) aplicaba métodos parecidos al masaje durante el tiempo de convalecencias de sus pacientes. El punto de ruptura se produjo en el siglo XIX : hay que agradecerle al sueco Per Henrik Ling (1776-1839) que el arte de "amasar" se haya convertido en un importante componente de la terapia médica; desarrolló el masaje sueco, que se convirtió en el clásico dentro de la historia de esta forma de tratamiento y que hoy es conocido ampliamente.

En el año 1813 fundó en Estocolmo la primera escuela de masaje, empujado por el éxito obtenido con sus tratamientos. Pronto le seguiría en muchos países la aparición de otras instituciones promovidas por Ling. A partir de entonces, las técnicas de masaje y sus formas de aplicación se perfeccionaron cada vez más y se siguieron desarrollando. A finales del siglo XIX, el masaje fue reconocido como un método curativo verdadero, que, sin embargo, solamente utilizaban cirujanos, especialistas en corazón y médicos generales. Con la transmisión de sus conocimientos a otros especialistas en medicina, se formó la figura del masajista como profesional. De esta manera, el masaje ha pasado a ser un componente muy importante de casi todos los tratamientos terapéuticos, como la fisioterapia, la terapia de movimiento y también de respiración. El masaje es recomendado por el médico, como terapia única, conjuntamente con otros ejercicios terapéuticos o como medida complementaria de ciertos tratamientos médicos.

Para completar la historia del masaje aún habría que mencionar el intento que se hizo hace algunos años de cuestionar la utilidad terapéutica del masaje manual (realizado con las manos).

En vista del progreso en los campos de la química y la técnica, muchos creyeron en la omnipotencia de los medicamentos y los aparatos eléctricos. Pero la experiencia hecha en el manejo de estas conquistas de nuestro tiempo demostró que no se puede sustituir la mano humana con nada. El masaje es manipulación y todos los métodos en los cuales el cuerpo es tocado por una máquina y no por la mano, no son masaje en el sentido estricto de la palabra: el masaje por succión utiliza la ventosa, el masaje de vibración, el vibrador y el masaje bajo agua, el chorro de agua. Incluso el mejor aparato técnico no puede sustituir a una mano con tacto y sensibilidad. Solamente una mano con práctica puede descubrir transformaciones en el cuerpo y palparlas. Es precisamente esta capacidad para el tacto la que es sumamente importante para conseguir un efecto con el masaje, ya que determina la colocación correcta y la fuerza ejercida por las manos. Hoy en día ya no se ponen en duda las aplicaciones terapéuticas del masaje, aunque entre los médicos aún perdura una cierta reticencia a prescribir estos tratamientos.

Esta postura es más que lamentable y provoca incomprensión entre masajistas y pacientes. En el futuro cabe esperar que se produzca un cambio de mentalidad y una vuelta a los tratamientos naturales y sin riesgos.

LA SALUD ES ARMONÍA - LA ENFERMEDAD DESEQUILIBRIO

"La salud puede compararse con la capacidad para estar de pie: en cualquier momento hay que recuperar el equilibrio".

Moshé Feldenkrais

Según las teorías chinas, la totalidad que forma la persona humana ocupa varios niveles. El cuerpo, el espíritu y el alma no son contrarios, sino aspectos de una misma unidad que se complementan unos a otros y que se entrecruzan. Siempre es la persona en su totalidad la que se enfrenta a su entorno, la que se desarrolla de forma óptima y se transforma. Desde este punto de vista, una persona puede considerarse sana cuando consigue tener en cuenta todos los niveles de su ser de forma razonable y mantener sus energías en un equilibrio sin fricción. Por el contrario, una persona está enferma cuando solamente vive en un aspecto de su totalidad, bloqueando la posibilidad de un equilibrio y reaccionando con inflexibilidad ante los cambios. Como consecuencia de esta actitud pueden manifestarse trastornos en el flujo de energía en forma de problemas psíquicos y/o enfermedades somáticas. La medicina china valora mucho el mantenimiento de la salud del organismo, ya que sabe que es muy difícil corregir un desequilibrio del organismo.

En nuestro círculo cultural, las personas se consideran sanas mientras no se manifiestan síntomas físicos de alguna enfermedad. También los médicos certifican nuestra salud cuando los valores, obtenidos mediante tests, de nuestras funciones orgánicas no se apartan de la norma establecida. Sin embargo, no se tiene en cuenta el hecho de que estemos en tensión, nos sintamos deprimidos y solos, si nos alimentamos inadecuadamente, no realizamos el suficiente ejercicio y si consideramos que nuestra vida no tiene sentido. Lo que se comprueba es básicamente la máquina llamada persona. Pero toda vivencia en nuestras vidas (p. ej. la muerte de un ser querido o una separación) y todos los sentimientos humanos (pena, depresión y miedo), así como toda nuestra manera de vivir (entre otras cosas, falta de movimiento o alimentación no saludable), tienen una influencia sobre nuestra sensación de bienestar que no debe infravalorarse. No solamente determinan nuestra postura ante la vida y nuestro comportamiento, sino que también pueden provocar molestias físicas debilitando la capacidad de resistencia del cuerpo (ver "terapia por la comunicación"). Cuando estudiamos más detenidamente nuestra forma de vivir se hace evidente que, por ejemplo, fumar, comer o consumir fármacos en exceso son sustitutos de otras necesidades humanas más profundas, p. ej. la comprensión, el amor, el contacto, el deseo de ser necesitado o de encontrar el sentido de la vida.

En los últimos años, en los estudios y tratamientos de los enfermos se ha comenzado a tener en cuenta también nuestras posturas psíquicas, nuestras costumbres y las condiciones de nuestro entorno. Los practicantes paramédicos, los médicos naturalistas y los defensores de la medicina psicosomática parten de la base de que la salud no es sólo la ausencia de enfermedad, sino que es un estado de bienestar tanto físico como anímico-espiritual y social. Esta visión de la salud como una unidad ya la postuló la Organización Mundial de la Salud (OMS) en 1946. En la definición de la OMS se dice, entre otras cosas, que la salud es "el estado del bienestar total, tanto físico, psíquico como espiritual" y no solamente la "ausencia de enfermedad y defectos físicos". Hay que recordar que la salud y el bienestar no son estados estadísticos, sino todo lo contrario: nos tenemos que preocupar constantemente de nuestro bienestar aprendiendo a conocernos mejor y a respetarnos. Por medio de este conocimiento de nosotros mismos, tomamos contacto con nuestro yo, con nuestras fortalezas y debilidades espirituales y físicas. Al final de este proceso nos encontramos a nosotros mismos, valorando individualmente nuestra persona, nuestros miedos, dudas y carencias, pero también nuestras fuerzas y capacidades positivas. Podemos aprender a aprovechar mejor nuestras energías, a enfrentarnos y reaccionar adecuadamente ante ciertas situaciones. No es la medicina ni tampoco son los médicos los responsables de nuestro bienestar personal. Únicamente pueden indicarnos un camino que lleve hacia la salud. Pero somos nosotros los que tenemos toda la responsabilidad sobre nuestra salud.

Esta manera de ver las cosas tiene mucha influencia sobre nuestro comportamiento, nuestros pensamientos y sentimientos: la salud, en consecuencia, es un proceso de constante observación de nosotros mismos, es un modo vital para la persona de tomar contacto consigo misma y con su entorno, un proceso que puede favorecer a la persona, pero también ponerle trabas. Desde este punto de vista, la salud no es un estado de paz paradisíaca en el cual uno se puede abandonar con la esperanza de que este estado despreocupado y agradable garantice para siempre nuestro éxito en la vida y el mantenimiento de nuestras funciones.

Sin embargo, la salud es un equilibrio sensible, que reacciona ante todo lo que sentimos, pensamos y hacemos. Solamente cuando nos esforzamos constantemente en conocer mejor nuestra personalidad, en emplear la razón constructivamente, en tener en cuenta nuestros sentimientos, en estar unidos a nuestro entorno de forma creativa, en darles importancia a nuestras necesidades físicas y en considerar que nuestra vida tiene un sentido, alcanzaremos un alto grado de salud y bienestar.

Además de esta responsabilidad que tenemos con nosotros mismos, que todos tenemos que aceptar para nuestro propio bienestar, debe producirse una transformación gradual de las bases teóricas de nuestro sistema sanitario. A pesar de todos los avances realizados en el ámbito de la medicina, no debe olvidarse que, a pesar de los progresos en el tratamiento de las enfermedades de nuestra civilización, como las dolencias cardiovasculares, las alergias, los trastornos psíquicos, el cáncer, así como las enfermedades crónicas tales como el reuma y los dolores de espalda, se ha llegado a un límite que nos hace reflexionar. El aumento desmesurado de los costes producido en gran parte por el aumento de los aparatos utilizados en medicina, hace necesaria la búsqueda de otros caminos y salidas.

La perspectiva de que en un futuro muchas personas ya no puedan pagar la curación de su enfermedad nos asusta e indica que nuestro sistema sanitario mismo está enfermo. La condición previa para un cambio de mentalidad y una amplia transformación es un cambio en nuestro concepto de la salud y en el tratamiento que nos damos a nosotros mismos, para poder construir las bases de otra concepción de la salud más humana.

Una primera señal de esta nueva conciencia creo que se encuentra en el creciente número de médicos y pacientes que se convencen de la fuerza curativa de la naturaleza y de las fuerzas que se encuentran en la persona misma. La confianza en los métodos alternativos de curación ha aumetado tanto porque éstos no se limitan a eliminar los síntomas de enfermedad, sino que se dirigen más a toda la persona como una unidad de cuerpo, razón y espíritu. El masaje, la relajación, el movimiento, así como los demás métodos presentados en este libro (ver págs. 31 a 84), solamente son algunas posibilidades de conservar nuestro bienestar de forma natural y de recuperar la salud en el caso de una enfermedad. Existen otras maneras naturales de curación que consideran al hombre como una unidad, como son la homeopatía, la quiropraxia, la cromatoterapia y la terapia de movimiento, por nombrar sólo algunos ejemplos. Estas medidas profilácticas y de efectos naturales, por lo general, no son reconocidas por nuestra medicina ni integradas de forma razonable en otros conjuntos de medidas.

En los siguientes capítulos verá como puede relajarse realmente gracias al masaje; además se le enseñarán las maneras de enfrentarse de forma efectiva contra las molestias de la vida cotidiana.

APRENDER A COMPRENDER EL LENGUAJE DEL CUERPO

La búsqueda de la salud y la juventud y belleza eternas es tan antigua como la Humanidad misma. No hay duda de que siempre se desea tener salud, pero a menudo se valora este estado solamente pasando por la enfermedad. Muchas personas se encuentran desorientadas y asustadas cuando el médico les dice que su enfermedad probablemente tiene una causa psicológica. Este anuncio suele provocar un gran sentimiento de culpabilidad (¿cómo es posible que *yo* tenga problemas psicológicos?), de confusión (¡si lo que tengo son trastornos *físicos*!) y miedo (¿es que acaso estoy *loco*?).

Los afectados creen que las enfermedades vienen del exterior y que les afectan por casualidad. Pero cuando empezamos a comprender que reaccionamos ante los cambios en nuestras vidas, los conflictos y problemas tanto a nivel de sentimientos como a nivel físico, ya no podemos ver a la enfermedad como un enemigo o un mal casual, sino que aprendemos a considerar los síntomas como las indicaciones bienintencionadas del cuerpo sobre un desequilibrio existente en nosotros. Quizás hayan podido comprobar alguna vez la aparición de repentinos dolores de cabeza y de estómago durante una fiesta con amigos y conocidos. Aunque antes no habían tenido ningún tipo de molestia y solamente querían disfrutar y pasárselo bien, su cuerpo reacciona con auténtico malestar. Si una persona ajena (no Vd. mismo) observara detenidamente la situación podría notar que Vd. parece tener dificultades con determinadas personas de la fiesta, o que se han tratado temas que hacen que se le revuelvan las tripas o incluso hacen que la cabeza le dé vueltas. Vd. mismo no es consciente de estos conflictos o no quiere serlo; sin embargo, su cuerpo envía mensajes, da indicaciones y señales claras de que hay algo que no funciona en Vd. Su equilibrio interior se ha perdido. Porque en realidad debería haber expresado el hecho de que ciertos comentarios o actitudes de las personas que le rodean le han ofendido, avergonzado o disgustado.

Este ejemplo deja claro que nuestro cuerpo dispone de un lenguaje que hay que entender: de este modo no solamente aprenderemos a escucharnos mejor, sino también a entender que una enfermedad o una ligera molestia tienen un cierto sentido. De esta forma nos convertiremos en aliados de la enfermedad, ya que ella nos ayudará a examinar una conducta (incorrecta) y nos enseñará el camino hacia la curación, exigiéndonos que resolvamos el conflicto, que nos tranquilicemos o desconectemos.

Visto desde esta perspectiva, queda claro que no basta con eliminar los síntomas físicos de una enfermedad. Richard Grossinger los formuló de la siguiente manera: "La enfermedad es una ocasión, no una condena. Una mejora superficial sin haber aprendido la lección que la acompaña significa que estamos condenados a sufrir de nuevo esa enfermedad. Una curación como ésta no es digna; nunca es profunda o completa". Por tanto, en nuestro propio interés deberíamos buscar las razones verdaderas de nuestras dolencias.

EL MASAJE PARA CUIDADO Y PREVENCIÓN DE ENFERMEDADES

Unas manos acariciantes son unos instrumentos curativos que pueden utilizarse para alcanzar el propio bienestar o el bienestar de los demás. Además de la finalidad de curar hacemos que expresen que nos preocupamos por el estado de nosotros mismos o de los demás —un aspecto nada desdeñable en el cuidado y prevención de enfermedades.

La salud es la mayor riqueza que poseemos y que debemos conservar. Naturalmente, no siempre puede evitarse caer enfermos. Como ya se ha dicho, muchas dolencias —especialmente aquellas del ámbito psicosomático— tienen incluso un cierto sentido, ya que a menudo tienen un significado muy especial para el afectado, que debe ser reconocido y tenido en cuenta. Muchas enfermedades o trastornos crónicos pueden aliviarse e incluso resolverse por medio de una atenta observación y un cambio en la forma de vida, que suele ser poco saludable. Toda persona recibe señales de su cuerpo o su alma, que indican anomalías en el organismo, y toda persona dispone de unos mecanismos de regulación muy eficaces para recuperar el equilibrio. Pero la mayoría de nosotros no sabemos cómo tratar las señales de alerta del cuerpo, no las tenemos en cuenta o infravaloramos su capacidad para curarnos nosotros mismos.

Ni en nuestra propia conciencia ni tampoco en el marco de los conocimientos sobre la salud, le concedemos a la prevención de enfermedades la importancia que merece. Solamente así se explica el hecho de que entre nosotros los masajes no se realicen de forma preventiva. El médico prescribe unos masajes únicamente cuando han aparecido las molestias físicas. Muchas dolencias cotidianas o enfermedades de nuestra civilización, como son las hernias discales, se podrían evitar si se le prestará la suficiente y temprana atención a esos dolorcillos que aparecen una y otra vez. Esta despreocupación está relacionada principalmente con nuestra actitud frente a la vida y nuestra forma de vivirla: a causa de nuestras ocupaciones diarias, de las prisas y el estrés, olvidamos nuestra necesidad de descanso y relajación. Incluso nuestro tiempo libre está bajo los efectos del estrés, ya que muchos hobbis son todo menos reposados. De este modo no es posible realizar una necesaria introspección. También la sensación de tener que funcionar siempre perfectamente, puede agotar las reservas tanto físicas como psíquicas de que disponemos. Para actuar en contra de este "cultivo exhaustivo" debemos aprender a administrar mejor nuestras fuerzas —también para poder afrontar mejor y con mayor ahorro de energías las exigencias de nuestra vida cotidiana.

Los factores de riesgo sobre la salud, como son el estrés crónico, el sobresfuerzo constante y el nerviosismo interno, son los causantes de un gran número de dolencias y enfermedades. Por medio de su prevención, teniendo en cuenta los síntomas en sus comienzos y tomando las correspondientes medidas paliativas, muchas enfermedades pueden aliviarse e incluso puede evitarse su aparición. Unos tratamientos regulares a base de masajes se encuentran entre las medidas preventivas más efectivas, ya que muchas personas que sufren de estrés al menos pueden desconectar de sus preocupaciones por un tiempo y encontrar tranquilidad y relajación. Además, con ayuda del masaje se desarrolla una nueva conciencia del propio cuerpo, lo cual protege a la persona de reacciones extremas tanto en el plano físico como psíquico. El masaje crea ese espacio que la mayoría de nosotros necesitan para llenar el depósito del cuerpo y del alma con nueva energía vital.

Precisamente la salud de aquellas personas cuyo trabajo se realiza sentado o de pie corre peligro. Fuertes dolores de espalda, lesiones de los discos intervertebrales y por la postura, así como dolores causados por el nervio ciático, son consecuencia de pasar horas sentado o de pie, la musculatura de sostén está sometida a grandes esfuerzos.

Los afectados deberían practicar gimnasia de corrección y hacerse dar masajes de forma regular y temprana, para de esta forma mantener los músculos y tendones flexibles.

La influencia de los problemas personales tampoco recibe la atención que merece. Pero los sentimientos de estar quemados, de ser explotados o no reconocidos suficientemente en nuestra profesión, así como los estados de depresión, influyen sobre nuestra salud, debilitando principalmente las reacciones de defensa de nuestro sistema inmunológico, tal y como lo han podido demostrar numerosos estudios. Pero también en estos casos, un tratamiento a tiempo a base de masajes tendría un efecto de compensación, ya que conseguiría que las energías retenidas volviesen a fluir.

Además de todo ello, deberíamos actuar en contra de problemas de salud en los niños pequeños. Una postura incorrecta del cuerpo, producida por lesiones en la columna vertebral o la pelvis, malformaciones de los pies y otras posturas incorrectas de los pies suelen hacerse patentes de forma dolorosa en una edad más adulta. Unas medidas terapéuticas a tiempo, como los masajes y la fisioterapia, pueden dar excelentes resultados en la fase de crecimiento.

Las posibilidades de aplicación del masaje hacen evidente que este método debería tener un puesto destacado tanto en la prevención de enfermedades como a la hora de aliviar y curar trastornos y enfermedades. "La salud se hace valer" podría ser la frase usada por una iniciativa que defienda la medicina preventiva. Porque un diagnóstico y un tratamiento temprano de una enfermedad no solamente hacen disminuir los costes sanitarios y evitan la aparición de las enfermedades crónicas; estas medidas también mejoran nuestra calidad de vida de forma notable.

EL MASAJE PARA EL TRATAMIENTO DE DOLENCIAS COMUNES

Precisamente en aquellos pequeños dolores cotidianos se puede observar a menudo que el masaje se aplica de forma intuitiva. Sin pensar mucho sobre ello, apoyamos los dedos sobre el lugar que nos duele y ejercemos una ligera presión. De esta manera hemos realizado instintivamente un masaje curativo. Con un poco de práctica y algunos conocimientos de las técnicas básicas del masaje, toda persona que esté interesada será capaz de ayudar de forma eficaz a paliar las dolencias comunes. Dado el amplio espectro de efectos (ver tabla 1), toda persona puede contribuir a paliar un dolor y hacer desaparecer ciertos síntomas por medio del masaje. Porque en el ámbito de las dolencias cotidianas existen múltiples posibilidades de actuar de manera beneficiosa. .

Antes de tomar medicamentos analgésicos y tranquilizantes, por ejemplo, cuando se sufran dolores de cabeza producidos por la tensión, migraña, dolores musculares y molestias de la menstruación, debería probarse a efectuar un masaje regular en los lugares indicados o en todo el cuerpo. Por propia experiencia y por los estudios realizados a este respecto, sé que precisamente en estos dolores comunes, un masaje no solamente contribuye a aliviar los dolores rápidamente, sino que además aumenta la sensación de bienestar general. Además de ello, el masaje de todo el cuerpo ayuda a dormir y permite que las personas con trastornos del sueño puedan disfrutar de un sueño reparador. Con unos masajes regulares también se pueden hacer desaparecer de forma efectiva los trastornos circulatorios y sus síntomas concomitantes, como el vértigo, la fatiga y la falta de concentración. También en la mayoría de las situaciones se puede prescindir de los medicamentos para la circulación gracias a los efectos del masaje.

Los problemas de estómago e intestino se encuentran entre las dolencias más comunes, que suelen tratarse con medicamentos que facilitan la digestión. Pero cuando se tenga sensación de saciedad, molestias en la digestión o cuando se tenga acidez, también un masaje concreto y regular puede ser de gran ayuda.

Durante el embarazo, un masaje cuidadoso contribuye a aliviar los dolores de espalda, el insomnio y los calambres. Incluso durante el parto, un masaje realizado con cariño por la pareja o la comadrona tiene efectos beneficiosos, ya que no solamente hace más fácil el nacimiento en sí, sino que también disminuye la sensación de miedo y agotamiento. Después del parto, el masaje hace maravillas en un cuerpo que ha sufrido tanto física como psíquicamente. En algunos países asiáticos, por ejemplo, hasta el décimo día después del nacimiento del bebé, la madre recibe diariamente de la comadrona masajes en todo el cuerpo, siendo el vientre el punto central del tratamiento para favorecer la vuelta a su estado inicial. Y en los recién nacidos, el masaje les alivia si tienen tendencia a tener flato, estreñimiento o tos. Los lactantes nerviosos se tranquilizan gracias al masaje y pueden dormir mejor.

Si el tratamiento se comienza a tiempo, por medio de unos masajes especiales se pueden corregir malformaciones hereditarias o adquiridas (lordosis, desviaciones de la columna vertebral, malformaciones en las vértebras cervicales, dorsales o lumbares) o deformaciones de los pies (como el pie plano).

Ciertas formas del masaje curativo han demostrado ser especialmente eficaces después de operaciones quirúrgicas, ya que ayudan a la recuperación y disminuyen la formación de cicatrices fibrosas. Una forma especial es el masaje cardíaco, que se realiza por los médicos en casos de urgencia y que constituye un componente importante de nuestra medicina a la hora de salvar una vida.

Ya no se pueden separar el masaje y el deporte. En casi todas las modalidades deportivas se realiza un masaje antes y después de la competición, para preparar los músculos, tendones y ligamentos que serán sometidos a un enorme esfuerzo, para aliviar los dolores en caso de lesión y para procurar una relajación que penetre en profundidad.

Pero también las personas que practican un deporte por hobby permiten que se les haga un masaje antes del entrenamiento. Si los músculos están fríos, poco irrigados o no sometidos al suficiente esfuerzo de forma crónica (por falta de ejercicio), aparecen las famosas agujetas como consecuencia de un esfuerzo muscular desacostumbrado o excesivo. Los músculos afectados se vuelven rígidos, duros y no tienen fuerza; duelen cuando realizan algún movimiento, pero también si se presiona sobre ellos. Los especialistas en medicina deportiva creyeron durante largo tiempo que las agujetas eran consecuencia de una gran acumulación de ácido láctico, que se produce en mayores cantidades cuando se lleva a cabo un esfuerzo físico. Pero las agujetas aparecen —tal y como lo han demostrado los estudios realizados con microscopia electrónica— por las denominadas contracciones excéntricas, que producen microlesiones dentro de las fibras musculares. Porque cuando el músculo se estira excesivamente ejerciendo mucha fuerza, como ocurre cuando se frenan los movimientos (por ejemplo cuando se desciende de una montaña o se aterriza después de un salto), se produce una gran tensión muscular, apareciendo minúsculas grietas en el tejido muscular. No es la lesión en sí sino el desmantelamiento de las estructuras lesionadas lo que produce dolor, de ahí también la causa por la que las agujetas tarden un día en aparecer. No existen medicamentos para hacer desaparecer las agujetas, aunque pueden evitarse por medio de medidas de prevención (ejercicios de calentamiento, masaje) y aumentando el rendimiento gradualmente.

DOLENCIAS QUE NO DEBEN SER TRATADAS POR MEDIO DEL MASAJE

Aunque las posibilidades de aplicación del masaje son muy amplias, este método natural no puede hacer milagros. En algunas enfermedades, el masaje incluso agravaría los síntomas de enfermedad o provocaría empeoramientos agudos. Por tanto, el masaje no está indicado en la totalidad de trastornos y enfermedades, como tampoco sustituye el consejo del médico especialista. Por esta causa, antes de comenzar un tratamiento de una dolencia a base de masajes, debería consultarse primero al médico para saber si existe alguna contraindicación. La tabla que a continuación presentamos muestra en qué casos no deben realizarse masajes bajo ningún concepto, en cuáles hay que actuar con prevención, y cuándo se permiten los masajes después de haber consultado con el médico.

Estas indicaciones deberían ser tenidas siempre en cuenta. Si no está seguro de si el masaje es conveniente o no, pídale consejo a su médico, ya que él sabe exactamente cuál es su estado de salud.

No deberían realizarse masajes cuando existan:	Debe tenerse precaución con los masajes cuando existan	Debería pedirse consejo médico en casos de
- Inflamaciones agudas, tales como nefritis, flebitis, osteítis y artritis	- enfermedades cutáneas (inclusive las inflamaciones debajo de la piel) y	- diabetes mellitus (azúcar en la sangre) y
- lesiones agudas de tendones, ligamentos y músculos	- varices	- embarazo (especialmente en embarazos de riesgo)
- hernias discales		
- enfermedades óseas tales como la osteoporosis, tuberculosis articular		
- enfermedades circulatorias, como la trombosis		
- dilatación patológica de los vasos (aneurismas)		
- fiebre		
- cáncer		
- enfermedades cardíacas		
- resfriados y quemaduras		

Tabla 1 : *Contraindicaciones de los masajes*

EL MASAJE Y SUS EFECTOS

El tacto es la base del masaje, ya que produce determinados efectos en el organismo humano, que a su vez pueden conllevar trasformaciones positivas. En el masaje no es necesario ningún tipo de medio técnico o químico para poner en funcionamiento procesos de curación. Los efectos secundarios indeseados que perjudican la salud solamente aparecen cuando se realiza un masaje sin los necesarios conocimientos o no se han tenido en cuenta las necesidades del paciente.

La fuerza del masaje —sea preventivo o para aliviar los síntomas— se basa en estímulos excitantes o estabilizadores. Todas las formas de masaje, tanto las asiáticas como las occidentales, corresponden a las *estimuloterapias*. El impulso curativo es provocado por el tacto de la piel, el grado de presión, el calor que se produce así como por la técnica de los agarres que se aplican. La finalidad de la estimuloterapia es la estimulación de las defensas propias del cuerpo. Un sistema inmunológico debilitado puede ser *reorientado* de esta forma, lo cual conduce a una movilización de las defensas.

Este principio es común a todos los métodos de tratamiento natural, como por ejemplo la terapia de la fiebre, la homeopatía y las aplicaciones del agua. Las diferencias estriban en el tipo de impulso que debe ayudar a que el organismo se reoriente: en la terapia de la fiebre es la fiebre la que produce un estímulo y en la hidroterapia el agua.

Durante largo tiempo, los médicos no sabían con certeza por qué era curativo el masaje. Los efectos beneficiosos sobre el sistema cardiovascular y linfático parecían ser los más fáciles de comprobar, mientras que la influencia sobre el sistema nervioso era más difícil de estudiar. Aún en la actualidad se puede leer en muchos libros médicos sobre masaje que todavía no se han encontrado explicaciones claras de la efectividad del masaje en ciertos ámbitos. Los conocimientos de que se dispone se basan en los resultados de estudios científicos, en la experiencia clínica así como en investigaciones llevadas a cabo de forma controlada en el laboratorio, pero también sobre hipótesis con sus fundamentos en la anatomía y la fisiología. En general, se encuentra poca literatura sobre el masaje y, en comparación con otros campos de la medicina, se han llevado a cabo pocos estudios. Las teorías existentes coinciden en afirmar que el masaje es una estimuloterapia —tal y como hemos mencionado anteriormente— que provoca unos efectos diversos, pero relacionados entre sí y por tanto difíciles de separar claramente, dependiendo de las maniobras y técnicas que se empleen. El terapeuta es el que decide de qué forma deben utilizarse las fuerzas mecánicas: la presión, el roce superficial, el roce profundo, el amasamiento o la percusión (ver ilustraciones 15 a 19). El efecto depende además de la duración, la calidad, la intensidad y el ritmo del estímulo. Los roces superficiales rápidos y breves actúan de estímulo, mientras que unos roces profundos realizados con lentitud tienen un efecto tranquilizante.

En resumen, el amplio espectro de efectos producidos por un tratamiento a base de masaje se compone de una combinación de factores físicos, fisiológicos y psicológicos.

EL EFECTO SOBRE LOS VASOS SANGUÍNEOS

Entre los efectos del masaje reconocidos general y comprobados clínicamente se encuentra la clara mejoría de la circulación sanguínea y linfática. Por medio de masajes suaves, delicados y que producen efectos en profundidad en dirección hacia el corazón o hacia los mayores vasos linfáticos, se estimula tanto la irrigación arterial como venosa, así como el flujo linfático (efecto vasal).

Ya un roce superficial, o sea con poca presión, mejora visiblemente la irrigación de la piel, especialmente el flujo sanguíneo en las venas superficiales y los vasos linfáticos.

Si los masajes tienen un efecto más profundo, el efecto curativo es aún más acusado: tanto el intercambio de líquidos de los tejidos como la aportación de nutrientes a los tejidos mejoran. El oxígeno en la sangre produce también una regeneración más rápida del tejido muscular dañado, y el aumento de irrigación fomenta la retirada de productos metabólicos.

EL EFECTO SOBRE EL TEJIDO MUSCULAR

En el pasado se creía que los músculos crecían por medio del masaje. Esta creencia ha demostrado ser errónea, ya que la fuerza muscular se desarrolla exclusivamente por medio de la contracción muscular, o sea por el esfuerzo continuado llevado a cabo por los músculos, por ejemplo en el entrenamiento deportivo. Sin embargo, ello puede ser favorecido indirectamente gracias al masaje. Según esta concepción, el masaje es un medio para que los músculos recuperen su capacidad de rendimiento. Numerosos experimentos corroboran esta idea. En ellos se comprobó que un músculo cansado por el trabajo se recupera con mayor rapidez cuando es sometido a masaje que si solamente descansa (durante el mismo tiempo que dura el masaje).

Queda claro que por medio del efecto basal descrito antes, los músculos permanecen nutridos de la mejor forma posible, se mantienen elásticos y dúctiles. De esta forma son menos propensos a sufrir lesiones y se adaptan mejor a las altas exigencias de nuestras actividades cotidianas. El masaje hace desaparecer los signos de cansancio, ya que la mejor irrigación sanguínea evita una acumulación de productos de desecho provenientes del metabolismo, como es el ácido láctico. Además de ello, el masaje produce una relajación de los músculos, lo cual también ha podido ser comprobado gracias a diversos estudios realizados. El masaje hace que un músculo en tensión y endurecido se relaje y se vuelva más blando. Lo que este método no puede conseguir es que se fortalezca una musculatura debilitada. Esto se consigue exclusivamente a través del entrenamiento muscular.

EL EFECTO SOBRE LOS NERVIOS

Este efecto nada fácil de probar se produce esencialmente gracias al masaje realizado por las manos, a la presión que se ejerce y el estímulo alcanzado a través del tacto. Todos estos impulsos son recibidos por innumerables terminaciones nerviosas (receptores) que se encuentran en la piel y transmitidos a través de las vías nerviosas al sistema nervioso central, la médula espinal y el cerebro (ver ilustración 168). En estas centrales, los impulsos se elaboran, se valoran y se responden.

En cualquier caso, está claro que los estímulos por contacto producen diferentes sensaciones y distintos efectos, dependiendo de la intensidad de las maniobras de las manos y según la superficie de cuerpo tratado: unos roces superficiales lentos y rítmicos sobre una superficie amplia tienen un efecto relajador sobre los músculos, mientras que los roces profundos en puntos concretos tienen como consecuencia un aumento de la tensión de los tejidos (efecto tonificador).

Si un nervio ya está estimulado, como ocurre en los dolores ciáticos agudos, una estimulación adicional del nervio ciático a través de masaje provocaría un empeoramiento del estado de salud. En este caso deberían aplicarse otros medios terapéuticos para aliviar el dolor.

EL EFECTO SOBRE LOS ÓRGANOS

Este efecto —también llamado efecto segmental— es considerado uno de los impulsos más marcadamente positivos del masaje. Ello quiere decir que tiene una especie de acción a distancia sobre los órganos internos a través del tratamiento de diferentes partes del cuerpo. Desde el punto de vista médico se observó tempranamente que entre los órganos internos y ciertas zonas de la piel, que no tienen por qué estar justo encima sino que pueden encontrarse a bastante distancia, existen unas conexiones reflejas (ver ilustración 20). Estas conexiones fueron estudiadas de forma sistemática, comprobadas e ilustradas gráficamente, de forma que se obtuvo todo un "mapa" de zonas y segmentos del cuerpo. Con ayuda de determinadas maniobras de masaje en las correspondientes zonas se podía influir de forma positiva sobre los órganos que sufrían alguna alteración funcional. En vista del éxito obtenido con los tratamientos, con el transcurso del tiempo se han desarrollado dos métodos de masaje, los cuales ganan cada vez mayor importancia: el masaje del tejido conjuntivo y el de las zonas reflejas del pie. En el masaje clásico, el efecto a distancia sobre los órganos internos es más un producto marginal, pero no la finalidad principal de este método.

EL EFECTO RELAJADOR - TRANQUILIZADOR

Muchas personas que han podido disfrutar alguna vez del placer de un masaje deben conservar un buen recuerdo del efecto relajador y tranquilizador (efecto psico-sedativo) del tratamiento. Cuando un paciente se duerme durante un masaje corporal, su respiración se hace más profunda o cuando reconoce encontrarse descansado, si antes se notaba exhausto físicamente, se obtiene una prueba de los efectos beneficiosos del contacto curativo.

El efecto psico-sedativo está en íntima relación con el efecto sobre los nervios, ya que el masaje actúa tanto sobre el sistema nervioso central como el periférico (ver "el sistema nervioso"). Aun cuando no se pueden probar detalladamente estos procesos, las sensaciones hablan un lenguaje comprensible durante el masaje. El solo hecho de ser tocado por manos expertas con finalidad curativa tranquiliza, relaja y produce sosiego y satisfacción general.

EL EFECTO ANALGÉSICO

Los músculos contraídos producen generalmente fuertes dolores, que si son muy acusados perjudican tanto a nivel físico como psíquico. Unos tratamientos a base de masajes regulares y bien dosificados pueden ser de gran ayuda, ya que la sensación de dolor remite claramente a causa de la segregación de ciertas sustancias corporales: por medio de maniobras y técnicas de masaje dolorosas frecuentemente se consigue "cubrir" un dolor ya existente, ya que los nervios transmiten al cerebro ese dolor nuevo y más intenso que sobrepasa la señal de dolor existente hasta ese momento (efecto analgésico). La nueva transmisión hace que el cerebro segregue una mayor cantidad de endorfina, o sea una sustancia del cuerpo que disminuye la sensación de dolor y que incluso puede dar sensación de euforia.

Además de ello, el movimiento de los músculos, tendones y ligamentos producido durante el masaje influye positivamente sobre los nervios receptores del dolor, lo cual también contribuye a un alivio del dolor.

Sin embargo, la conciencia de ser tocado por manos curativas ya es suficiente para aliviar el dolor. También aquí se unen dos efectos que no pueden separarse: el efecto psico-sedativo y el analgésico. Los dolores consecuencia de la tensión interna o corporal pueden hacerse desaparecer lentamente de este modo.

MEDIDAS COMPLEMENTARIAS QUE AUMENTAN LOS EFECTOS DEL MASAJE

Gracias a determinadas medidas complementarias se pueden reforzar los efectos del masaje antes descritos y afianzarlos eficazmente. Entre estas medidas se encuentran las aplicaciones de la hidroterapia, cuyos efectos se alcanzan por medio del agua fría o caliente, o métodos electrofísicos como irradiaciones o tratamientos bajo agua especiales. La fuerza curativa del masaje es aumentada por medio de determinados ejercicios de la terapia de movimiento y respiratoria. Los aceites etéricos son medidas de la aromatoterapia y ayudan a ampliar el abanico de efectos del masaje. Las conversaciones comprensivas antes o después del tratamiento también actúan como una especie de masaje espiritual.

Todas las medidas complementarias enumeradas pertenecen, como el masaje, al grupo de las estimuloterapias (ver "el masaje y sus efectos"). Complementan y redondean un tratamiento a base de masaje, especialmente en los casos donde existen unos dolores insoportables, duraderos o agudos. Algunas aplicaciones son ideales como preparación al masaje que se realice a continuación, ya que calientan bien el cuerpo. Para el uso doméstico son bastante adecuadas, ya que pueden realizarse de una forma relativamente sencilla y sin problemas.

Sin embargo, siempre debería consultarse al médico antes de dar comienzo a una terapia, ya que tanto un masaje como la aplicación de medidas complementarias pueden provocar un empeoramiento del estado de salud en ciertas dolencias (ver pag. 23). Después de realizar un chequeo a fondo, un médico puede decir qué medida complementaria tiene un mayor sentido para mejorar la dolencia de que se trata.

Hay algo más de vital importancia: Toda terapia —sea el masaje mismo o cualquiera de las otras medidas— solamente podrá desplegar todo su efecto curativo si Vd. se prepara tanto física como psíquicamente, si se conciencia de sus dolencias y está convencido del poder curativo de las medidas terapéuticas. Tiene poco sentido someterse a una terapia sin gran entusiasmo o confiarle la curación de la enfermedad únicamente a un médico. En última instancia, solamente Vd. podrá liberarse de sus preocupaciones y cuidar de su salud. Esta actitud exige la disposición de cada uno a trabajar de forma activa en favor de la salud.

LA HIDROTERAPIA

El agua es uno de los cuatro elementos y constituye una de las cuatro sustancias básicas más importantes para nuestra vida: más de la mitad de nuestro cuerpo está compuesta de agua y si se interrumpe el aporte de líquido desde fuera no sobrevivimos más de tres días. La importancia de este elixir de vida también se refleja en su poder curativo: las aplicaciones externas e internas con agua se encuentran entre los métodos curativos más antiguos. Ya Hipócrates mencionó el poder curativo del agua y trataba a sus enfermos con curas de agua. Durante la Edad Media, la hidroterapia (la palabra griega hydros significa agua) cayó cada vez más en el olvido. Habría que esperar hasta que el médico Dr. Johann Siegmund Hahn (1664-1742) y su hijo recuperaran este método curativo. El fuerte estímulo de una cura de agua fría para provocar la sudoración lo descubrió el campesino Vinzenz Prießnitz (1799-1951). La compresa de Prießnitz ha sido utilizada hasta nuestros días como método casero de curación (ver ilustración 4). Un sistema en toda regla a base de diferentes aplicaciones de agua, consistente en fricciones, baños, duchas y baños de vapor lo desarrolló el que fuera conocido como el "médico del agua", el reverendo Sebastian Kneipp (1821-1897). Las curas de Kneipp aún se recomiendan ya que se ha comprobado que previenen y alivian los trastornos de salud de la más diversa índole (ver pág. 44).

El baño completo

Tanto antes como después del masaje, una aplicación de agua tiene grandes ventajas. En agua caliente, por ejemplo, los músculos pueden relajarse de forma óptima. Por esta razón, un baño caliente es muy adecuado como medio para combatir los dolores de espalda, la rigidez de nuca o los trastornos de circulación tales como sufrir de manos y pies fríos. Además, en el agua los músculos solamente deben soportar una décima parte del peso del cuerpo. Esta presión del agua positiva se denomina en la hidroterapia también efecto hidrostático. Pero no solamente el cuerpo, sino también el alma reacciona de forma positiva. Sobre todo el olvido del estrés cotidiano tiene un efecto muy relajante y tranquilizante sobre nuestro sistema nervioso. A ello se une una sensación placentera de estar protegido y cubierto.

Aplicación

La temperatura óptima del agua del baño se encuentra entre los 38 a 39 °C, y el cuerpo debería estar cubierto de agua hasta por encima de los hombros. Para facilitar la relajación es importante adoptar una postura cómoda, lo cual es posible colocando una pequeña almohadilla de plástico o una toalla enrollada en la nuca. Un ambiente agradable durante el baño también es de gran importancia para poder relajar mejor el cuerpo, el espíritu y el alma. Cuide de que la temperatura del cuarto sea la adecuada y que la luz esté atenuada. Quien lo desee puede escuchar su música favorita a bajo volumen o leer un libro, lo importante es que encuentre el factor y la forma de desconectar y recuperar la tranquilidad.

Si quiere hacer algo concreto en su proceso de relajación, los ejercicios de visualización son de gran ayuda (visualizar significa imaginarse algo) (ver capítulo correspondiente). Piense en determinadas imágenes y situaciones que le ayuden a relajarse más. Intente, con los ojos cerrados, imaginarse cómo penetra el calor del agua en su cuerpo para hacer desaparecer sus tensiones y barreras. En cada inspiración, un calor beneficioso inunda todos los poros de su piel. En su pensamiento puede coger el calor, hacer que forme un chorro que entre directamente en aquellas zonas que le producen dolor o molestias. Intente imaginarse que las zonas doloridas son masas duras que se deshacen lentamente en el agua caliente hasta hacerse blandas y maleables. Su respiración es tranquila y regular, los ojos permanecen cerrados, todo se desarrolla en su interior. Pasados 2 a 3 minutos finaliza el ejercicio de visualización con la sensación de que todo su cuerpo está caliente, blando y permeable.

Después comienza de nuevo lentamente a dirigir su atención hacia afuera, repantingado en la bañera, estirándose y abriendo los ojos. Esta pequeña meditación en la bañera puede ser de mucha utilidad para hacer desaparecer la rigidez muscular local o estados generales de tensión gracias a la concentración mental.

La duración del baño será de unos 15 a 20 minutos, después es imprescindible una pausa de descanso en una posición cómoda. Debería descansar al menos 15 minutos envuelto en una manta caliente. Esta forma de prolongar la relajación no solamente completa todo el proceso, sino que las funciones del cuerpo, como la circulación y la actividad cardíaca, también necesitan una fase de recuperación para normalizarse de nuevo.

Un baño terapéutico habrá conseguido toda su efectividad cuando se sienta relajado tanto física como psíquicamente.

El baño de asiento

Si sufre de graves trastornos de la circulación o del corazón, un baño de asiento es más adecuado que uno completo para alcanzar la relajación muscular deseada. Naturalmente que durante el baño de asiento puede realizar la meditación arriba descrita, leer un libro o escuchar su música preferida.

Aplicación

La temperatura del agua será al principio de 37 °C, al cabo de 5 minutos deberá aumentarla a 38 °C. De esta forma, su circulación podrá acostumbrarse lentamente a la temperatura del agua. En este tipo de baño, el agua solamente le llegará al ombligo. Taparse los hombros con una toalla lo suficientemente amplia evita que sienta frío durante el baño. El baño será de una duración de unos 15 minutos; a continuación —igual que en el baño completo— se respetará una fase de relajación en una postura cómoda.

El baño de brazos

Si las molestias se centran principalmente en la región de la columna cervical o dorsal, un baño de brazos, con la temperatura del agua aumentada varias veces, da muy buenos resultados. Esta aplicación ayuda además a aliviar los síntomas de las agujetas y poner fin a problemas de circulación (manos frías).

Aplicación

Para un baño de brazos necesita dos palanganas de un tamaño adecuado, que en primer lugar estén llenas hasta la mitad con agua a 35°C. Las palanganas deben estar situadas a una altura que permita mantener en el agua los antebrazos hasta el codo cómodamente. Siéntese de tal forma que se encuentre relajado y los brazos en una posición cómoda. Pasados unos 5 minutos, la temperatura del agua aumentará a 37°C añadiéndole agua caliente, y al cabo de otros 5 minutos a 39°C. Esto debería hacerlo otra persona para así no tener que sacar los brazos del agua, lo cual influiría negativamente sobre el efecto terapéutico.

Después de unos 20 minutos de someterse a esta temperatura tan agradable, los brazos y toda la cintura escapular están relajados. Como en todas las demás aplicaciones, después de este baño es necesaria una fase de descanso en una postura cómoda. Para evitar pérdidas de calor, tápese con una manta hasta la barbilla, de forma que ambos brazos estén tapados.

Los baños aromatizados

Todas las aplicaciones con agua mencionadas hasta este punto pueden ser enriquecidas con distintos productos. De esta forma se potencian considerablemente los efectos terapéuticos de los baños aromatizados (ver "la aromatoterapia"). Los baños aromatizados tienen la ventaja de que las esencias olorosas penetran en el cuerpo tanto por la piel como por el olfato y allí desarrollan sus efectos curativos. Los productos que se añaden al baño están hechos a base de infusiones concentradas de plantas secas o frescas, de aceites etéricos o de extractos sólidos, que pueden comprarse en farmacias, tiendas de productos dietéticos o herboristerías.

Por regla general puede decirse que los baños aromáticos deben encontrarse a una temperatura máxima de 37°C y que la duración del baño no debería sobrepasar los 15 minutos, para así no someter a un excesivo esfuerzo a corazón y circulación.

La elección de los productos que se van a añadir al baño se rige principalmente según el estado de cada uno y el tipo de dolencia que sufre. El espectro de los efectos producidos por un baño aromatizado es muy amplio, de modo que tomar una decisión a veces no resulta nada fácil. Un baño de hojas de picea constituye un buen ejemplo que ayuda a comprender las múltiples aplicaciones: el aceite etérico tiene un efecto tranquilizante del sistema nervioso, estimula el metabolismo y tiene efectos beneficiosos sobre la circulación sanguínea. Si se inspira, sus vapores hacen que las mucosidades se fluidifiquen en los órganos de la respiración. Los baños con hojas de picea son especialmente adecuados en casos de irritabilidad nerviosa, reuma y en los problemas de las vías respiratorias superiores. Un espectro de una amplitud similar lo encontramos en los baños con extracto de pinocha. Los demás productos tienen más influencia sobre las funciones de la piel, pero también sobre el estado general.

La tabla 2 muestra la lista de los productos más importantes y más efectivos para añadir al baño, que actúan especialmente sobre la función muscular, alivian los dolores provocados por el reuma y que fomentan la relajación de cuerpo y mente. Los productos y aceites esenciales que se enumeran se pueden obtener en farmacias, tiendas de productos dietéticos, herboristerías o por correo. Cuando se elija un producto es importante que le guste el aroma que desprende: si no le gusta el olor de una planta, su piel puede reaccionar con irritaciones y el efecto beneficioso puede desaparecer. Por tanto, al tomar una decisión sobre los extractos a utilizar deberá tener en cuenta las indicaciones que contiene y su olor.

Producto	Campo de aplicación	Modo de empleo y dosificación
Extracto de hojas de picea	Nerviosismo, trastornos del metabolismo y la circulación, enfermedades de las vías respiratorias	Preparado que se puede obtener en el mercado, con indicaciones sobre el modo de empleo
Flor del heno	Dolencias reumáticas, anquilosamiento de las articulaciones, inflamaciones de las vainas tendinosas	Para un baño completo, llenar un saquito de lino con 3/4 a 1 kg de restos de heno, introducir en agua fría, cocer durante media hora. Añadir el agua de cocción al agua de baño. En los baños parciales o de brazos solamente, utilizar proporcionalmente menos cantidad de restos de heno
Mejorana*	Todo tipo de dolor y rigidez muscular, contusiones, neuralgias, dislocaciones, distensiones	8 gotas de aceite de mejorana para un baño completo, 6 gotas para un baño de asiento y 4 gotas para un baño de brazos. El aceite etérico de la mejorana actúa como hipotensor, por tanto cuidado cuando tenga una presión fluctuante
Infusión de moscatel*	Depresiones, estados de debilidad general, fatiga, calambres, dolores espasmódicos del bajo vientre	10 gotas de aceite etérico para un baño completo, 8 gotas para un baño de asiento y 5 gotas para un baño de brazos
Romero*	Trastornos de la circulación, distensiones, artritis, reúma	Para un baño completo utilizar 8 gotas, para un baño parcial 6 gotas y para un baño de brazos 4 gotas del aceite etérico
Ciprés*	Irritabilidad nerviosa, tensión muscular	Utilizar 10 gotas de aceite para un baño completo, 8 gotas para un baño de asiento y 5 gotas para un baño de brazos

Tabla 2 : *Los principales productos que se añaden al baño y sus efectos*
* Los aceites etéricos no son hidrosolubles. Para que se repartan bien debería mezclar un poco de agua con la cantidad de aceite indicada, removerla y llenar el baño con el agua necesaria.

La ducha

También puede utilizar la ducha como un efectivo método terapéutico contra los dolores musculares o los trastornos de la circulación. Especialmente la rigidez en la región de cuello-nuca o los dolores de espalda pueden aliviarse de forma notable gracias a una ducha caliente; los trastornos del riego sanguíneo o la circulación inestable se pueden tratar con buenos resultados alternado agua fría y caliente durante la ducha.

Los siguientes tipos de duchas son los que se utilizan con fines terapéuticos:

La ducha con chorro cerrado se denomina *ducha de chorro,* el otro tipo se denomina *ducha de lluvia.* Las duchas en las que se alterna el agua caliente y fría se denominan *duchas alternantes* (ver pág. 38). Además existe la posibilidad de regular la presión del agua. De esta forma se produce un estímulo térmico o mecánico: ambas posibilidades tienen una finalidad terapéutica, siendo muy adecuadas para tratar problemas de circulación. También se pueden combinar las duchas con ejercicios de gimnasia terapéutica.

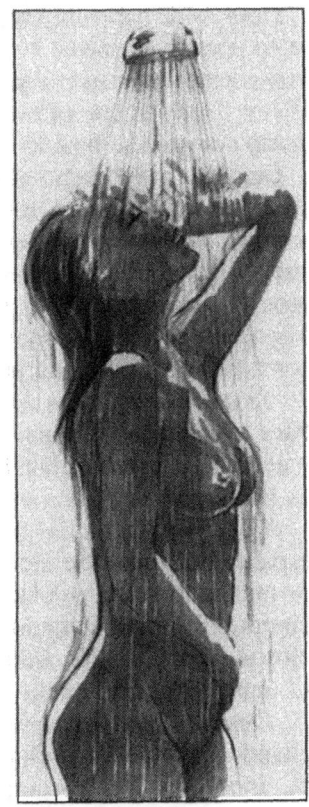

Aplicación

Para tratar los músculos rígidos en la región de cuello-nuca por medio de una ducha caliente, debe hacerse lo siguiente: sujete el cabezal de la ducha sobre sus hombros de forma que el chorro solamente caiga sobre éstos y no sobre la cabeza. La mejor distancia entre la piel y la cabeza de la ducha estaría entre los 30 y los 40 centímetros, la temperatura del agua óptima entre los 37 y 39 °C. La presión del agua, que puede regularse en las duchas modernas, será aquella que no permita que el agua salga con fuerza, sino que haga que el agua caliente caiga agradablemente sobre los hombros y la espalda.

Ilustración 3 : *La ducha no solamente sirve para mantener el cuerpo limpio - también puede utilizarse con fines terapéuticos*

Cuando su cuerpo se haya acostumbrado al agua caliente, puede empezar lentamente con los ejercicios de movimiento. Un ejercicio muy bueno para relajar los músculos agarrotados de la nuca consiste en levantar y bajar los hombros, combinándolo con el ritmo de la respiración: al inspirar a través de la nariz levante muy despacio los hombros, al espirar permita que vuelvan a la posición inicial. Actúe con cuidado y lentamente. No debe realizar ningún movimiento brusco o demasiado rápido, ya que ello produciría más dolores y rigidez en este área. Cuando existan estados de dolor es conveniente hacer de menos que de más. Lo mismo es aplicable a la respiración. No debe de exagerarse, ya que se puede tener sensación de mareo.

Después de haber inspirado y espirado 4 veces se hará una pausa de descanso de aproximadamente 1 minuto. Después se comenzará de nuevo a inspirar suavemente, levantando esta vez solamente el hombro derecho, que se bajará al espirar. También este movimiento deberá repetirse 4 veces. Después de un pequeño descanso se hará lo mismo con el hombro izquierdo.

Cuando haya hecho una corta pausa de recuperación, termine el ejercicio haciendo girar los hombros con cuidado, girando primero el hombro derecho y después el izquierdo, hacia adelante y luego hacia atrás. Para finalizar se harán movimientos giratorios con ambos hombros al mismo tiempo, primero hacia adelante y después hacia atrás. Mientras realice estos ejercicios cuide de que el agua caliente corra constantemente por las partes del cuerpo afectadas.

Si sufre de dolores de espalda es conveniente que se duche sentado. Para ello puede utilizarse un taburete de plástico, ya que puede mojarse y además es estable. Ducharse sentado en un taburete naturalmente sólo es posible si su ducha es suficientemente grande.

Ajuste su ducha de tal forma que el chorro de agua cubra toda la espalda por igual. Se sentará sobre el taburete con el cuerpo ligeramente inclinado hacia adelante, los brazos colgando relajados al lado del cuerpo. También sentado puede realizar algunos ejercicios muy beneficiosos para la región media e inferior de la espalda, pero también para la musculatura de cuello y hombros.

Después de haber pasado un rato en la posición antes mencionada y cuando haya podido relajar en gran medida la musculatura de su espalda, incorpórese lentamente. Gire con cuidado tanto la cabeza como el tronco: primero hacia la izquierda, vuelva a la posición inicial y desde allí hacia la derecha. No debe acompañar el movimiento con la pelvis, el giro se realiza únicamente en la región superior. Repita este ejercicio un total de 5 veces, observando a continuación una pausa de 1 a 2 minutos, en la cual seguirá respirando con regularidad.

Una ducha con ejercicios debería durar sólo entre 10 y 15 minutos, pudiéndolo hacer por la mañana y por la noche, dependiendo de lo fuertes que sean sus molestias. Por principio, también después de la ducha debería taparse durante media hora en una postura cómoda, para que el efecto curativo pueda extenderse en su totalidad.

Una medida terapéutica en estados de agotamiento, cansancio, trastornos circulatorios, así como musculatura rígida y poco elástica, es la *ducha alternada*. "El calor dilata los cuerpos, el frío los encoge" — este viejo principio físico también puede aplicarse en cierta medida al cuerpo humano. Porque el calor dilata los vasos sanguíneos, que se cierran bajo los efectos del frío.

Las duchas alternadas tienen un efecto estimulante: estimulan la circulación sanguínea y provocan un breve aumento de la presión. En casos de arteriosclerosis, hipertensión y problemas cardiovasculares debe disfrutarse de las duchas alternas con comedimiento; si estas dolencias son muy graves, deberá renunciarse a este método —en caso de duda, pregunte a su médico antes de llevarlo a cabo.

Para realizar una ducha alternada correctamente, deberá actuar de la siguiente forma: ajuste su ducha de forma que el chorro de agua no toque su cabeza, sino solamente el tronco.

Primeramente dúchese durante unos 3 minutos con el agua a una temperatura de 38 °C. En los 30 segundos siguientes, la temperatura bajará hasta los 20°C, subiendo inmediatamente hasta alcanzar de nuevo unos agradables 38°C. Tenga muy en cuenta su respiración, que debería ser tranquila y regular. No contenga la respiración si es posible cuando se duche con agua fría, sino que simplemente acelere el ritmo de su respiración cuando el agua fría caiga sobre su cuerpo. Este cambio de temperatura puede repetirlo hasta 5 veces. Después frótese el cuerpo vigorosamente con una toalla y vístase con ropa de abrigo.

LA TERMOTERAPIA

El calor es un alivio para los músculos agarrotados. Hace disminuir los dolores porque dilata los vasos sanguíneos, favorece la irrigación y relaja los músculos. Esto ya lo debían saber quienes tenían conocimientos médicos en los tiempos antiguos, ya que la termoterapia es uno de los métodos curativos más antiguos de todos.

La terapia con rayos infrarrojos

Para un tratamiento local a base de calor, la lámpara de rayos infrarrojos es la más adecuada, aliviando el dolor y relajando especialmente en casos de lumbago o cuando los músculos están muy agarrotados.

Aplicación

Para la aplicación en casa debería tener mucho cuidado de que los rayos no caigan directamente sobre su piel, ya que el calor seco de la lámpara tiene entonces efectos muy negativos. Por tanto, cubra primero las zonas a tratar con una toalla húmeda y caliente, sujetándola con una cinta elástica para que no se mueva. Además, la distancia entre el foco de calor y la parte del cuerpo a tratar también es muy importante. La distancia existente entre la lámpara y su cuerpo debería ser de unos 50 cm, y la duración del tratamiento no debería sobrepasar los 20 minutos. Ya que cada persona tiene una sensibilidad distinta ante el calor, la intensidad deber estar adecuada a las necesidades individuales: si el calor es excesivo, aléjese simplemente un poco de la lámpara, si el calor es escaso, acérquese a ella.

Para evitar pérdidas de calor durante el tratamiento, es recomendable vestirse con ropa de abrigo y no salir enseguida de casa.

Otras aplicaciones de calor seco se pueden hacer utlizando botellas de agua caliente y las esterillas eléctricas.

Las envolturas húmedas y calientes

Aquí se trata de un método natural y muy antiguo, que hace desaparecer rápidamente tanto dolores de lumbago, dolores ciáticos (isquialgia), graves espasmos musculares, molestias de la menstruación, pero también el nerviosismo y la irritabilidad. Las envolturas se distinguen de las compresas en que todo el cuerpo queda enrollado por una toalla húmeda (ver ilustración 4). El calor uniforme de la envoltura produce una suave relajación de los músculos y favorece la circulación.

Aplicación

Todas la aplicaciones con toallas que recubran todo el cuerpo o grandes zonas de él, se denominan envolturas. La técnica de la envoltura se remonta a su descubridor Vinzenz Prießnitz, quien recomendaba la siguiente técnica: a cada envoltura le corresponden 3 piezas — una toalla de baño grande y absorbente como pieza húmeda, que tocará el cuerpo directamente, una toalla intermedia algo más grande, más fina y que deje pasar el aire (a poder ser una sábana de lino) y una pieza de franela aún mayor y que caliente más, o bien una manta de lana. Entre la toalla de baño y la sábana puede colocarse una hoja de plástico para evitar que se moje hasta la manta de lana.

Extienda sobre el suelo la manta y la sábana. La toalla de baño está mojada con agua caliente, escurrida y extendida sobre la hoja de plástico. Para aumentar la efectividad se le pueden añadir un par de gotas de aceite etérico al agua caliente (ver tabla 2).

Con el dorso de la mano compruebe la temperatura de la toalla extendida. Si es agradable, puede colocarse encima de la toalla y envolverse por orden con las diferentes piezas — para ello deje los brazos libres o haga que alguien le ayude.

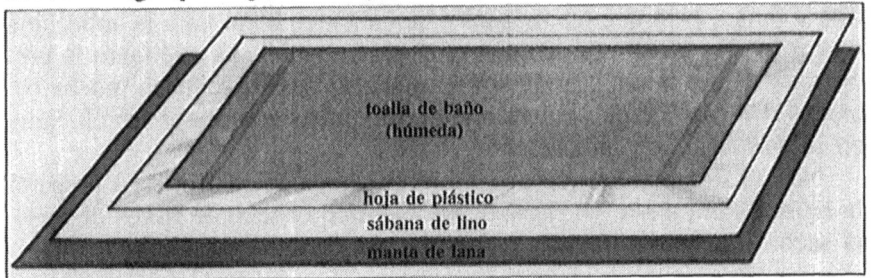

Ilustración 4 : *Cada envoltura está compuesta por al menos 3 piezas : una toalla de baño mojada, una sábana de lino seca y una manta de lana, entre la toalla de baño y la sábana se recomienda poner un plástico*

Cuide de que las envolturas no estén demasiado apretadas al cuerpo para no sentirse excesivamente inmóvil y como atrapado. También debe ser capaz de destaparse si el calor es insoportable. Para estar más cómodo coloque una almohada plana debajo de la cabeza y una almohada enrollada debajo de la cara posterior de las rodillas.

Ahora llega la parte más agradable y relajante: cierre los ojos y disfrute del calor. Inspire y espire un par de veces a conciencia. Intente notar entonces cómo inunda el calor beneficioso su cuerpo para aliviar los dolores que sufra. Puede permanecer echado así durante una media hora y relajarse.

Después desenvuélvase de nuevo con cuidado y quite la toalla mojada y el plástico. Bien envuelto en la sábana y la manta de lana, descanse otros 20 minutos. Seguidamente debería vestirse con ropa que abrigue.

Dependiendo de la localización de las molestias, esta técnica de envolturas calientes y húmedas puede utilizarse también en determinadas partes del cuerpo, como la columna dorsal y el cuello, o sea en la columna cervical. También puede variar las temperaturas si por casualidad encuentra insoportable una envoltura caliente en el cuello; las envolturas templadas también tienen un efecto beneficioso sobre los músculos agarrotados de nuca y cuello.

Las compresas

Si no se utiliza exclusivamente el agua como portador de calor se habla de compresas. Éstas se distinguen porque mantienen el calor de forma óptima, regular y persistente. Por esta razón, las compresas se consideran una de las aplicaciones de calor más efectivas en todos aquellos dolores que no tengan causas infecciosas.

Los masajistas profesionales, antes de dar comienzo a un tratamiento a base de masaje, emplean una compresa de musgo y fango o de parafina y fango, para que los músculos se calienten bien. Para la aplicación en casa, estas compresas no son muy aconsejables, ya que tanto la preparación como la realización son muy trabajosas y producen mucha suciedad. En caso de que quiera intentarlo, ambas compresas las obtendrá en su farmacia con indicaciones de uso.

No hay que olvidar que existen otros remedios caseros para preparar la musculatura antes del masaje, por ejemplo el saco de flores de heno, el saco de patatas calientes y la compresa de agua salada.

LA TERAPIA DE FRÍO

El frío actúa de diferentes formas sobre el cuerpo: por una parte dificulta la circulación sanguínea —las vasos se contraen rápidamente con el frío—, por otra parte hace disminuir considerablemente la sensación de dolor —los nervios sensibles al frío tienen prioridad frente a los que transmiten dolor; sus mensajes llegan al cerebro más rápido y con mayor claridad en cuanto se ha alcanzado un determinado grado de frío. Con estimulaciones por medio del frío aumenta considerablemente la actividad del corazón.

Para algunas enfermedades y molestias, los estímulos producidos por la acción del frío pueden ser muy curativos: los dolores fuertes y duraderos de la ciática que se extienden por toda la pierna, y las molestias infecciosas del nervio ciático, suelen responder mejor a los tratamientos con frío. Tanto en contusiones, dislocaciones o artritis, como también en dolores de cabeza se pueden aliviar los dolores con rapidez aplicando frío.

De todas formas debe recodarse que la decisión de tratar con calor o frío debe ser tomada por un médico ya que cada persona reacciona individualmente al frío o al calor. A veces, el frío ayuda a apaciguar el dolor, aunque estaría indicado un tratamiento con calor, o viceversa. Por esta razón siempre es importante comentar la predisposición individual con el terapeuta. Solamente entonces podrá llevar a cabo en casa la aplicación del correspondiente remedio.

Para realizar una terapia de frío de forma correcta deben tenerse en cuenta los siguientes 4 puntos:

- Quien tirite durante una aplicación de frío es que hace algo erróneamente y debe calentarse inmediatamente. La mejor señal de que la terapia surte efecto es un enrojecimiento ligero a fuerte de la zona de piel tratada. Si no aparece o, por el contrario, la piel adopta un tono blanco, debe interrumpirse la aplicación de frío.

- La terapias de frío, sean del tipo que sean, solamente son aconsejables si el cuerpo está bien calentado.

- La habitación en la que se lleve a cabo la terapia de frío debe estar a una temperatura de al menos 20 grados.

- Después de cada tratamiento de frío debe devolverse el calor al cuerpo (por ejemplo, con movimiento).

Colocación de bolsas de hielo

Para realizar un tratamiento con frío en casa, las bolsas de hielo son las más adecuadas. Utilice simplemente una pequeña bolsa de plástico llena hasta la mitad de cubitos de hielo y cerrada con una goma elástica. La bolsa de hielo se colocará con cuidado en el lugar del cuerpo que duela. También puede usar una compresa caliente-fría (que se puede obtener en farmacias), que habrá enfriado en el congelador. La duración de la aplicación depende fundamentalmente de su sensibilidad y de las condiciones antes mencionadas. Si no aparecen problemas, la duración del tratamiento es de 5 a 10 minutos.

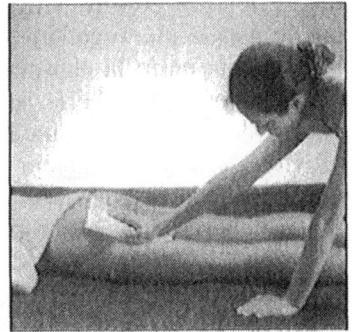

Aplicación

Para poder tratar dolores ciáticos, que se extienden por toda la pierna, con una bolsa de hielo, necesita a una persona que le ayude y le coloque la bolsa de hielo, siguiendo el recorrido del dolor. Vd. estará echado cómodamente boca abajo. La

Ilustración 5 : *Los dolores ciáticos se encuentran entre las molestias que pueden ser tratadas con aplicaciones de frío Durante el tratamiento de espalda y piernas necesita la ayuda de otra persona*

bolsa se irá colocando sobre su cuerpo a pequeños intervalos, pasando desde la parte inferior de la espalda (columna lumbar), las nalgas, el muslo, la pantorrilla hasta llegar al pie. La bolsa permanecerá en un punto durante unos 15 segundos, según el aguante de cada persona y su estado de salud. Seguidamente, la persona que le ayude le envolverá en mantas calientes, en las cuales descansará durante unos 10 minutos.

Los chorros de agua

Otra posibilidad de hacer un bien con ayuda del frío son los chorros de agua. Son un componente importante de la terapia de Kneipp, consitituyen una de las aplicaciones de agua más agradables y tienen gran poder curativo. Los chorros deben usarse siguiendo exactamente las indicaciones para alcanzar el efecto deseado: siempre se comienza por circulación periférica, o sea con manos y pies, después se realizan unos movimientos ascendentes y descendentes del chorro de agua. A poder ser, estas aplicaciones se llevan a cabo derramando sobre el cuerpo agua sin presión alternativamente fría y caliente —solamente debe tener efecto el estímulo térmico. El mayor poder curativo lo tienen los chorros fríos, en los cuales la reacción ya se produce durante su aplicación. Los chorros actúan sobre un lugar determinado, pero también tienen efectos generales: influyen sobre el metabolismo y estimulan ligeramente los nervios, favorecen la circulación sanguínea y hacen desaparecer la sensación de cansancio.

Aplicación

Para su aplicación en casa basta una manguera de goma de un diámetro de 18 a 20 milímetros que pueda conectarse a un grifo. También puede usarse una regadera de jardín sin cabezal. Durante la aplicación, la distancia entre la abertura de la regadera o de la manguera y la superficie corporal debería ser de unos 12 a 15 centímetros, cayendo el chorro de agua en una inclinación de unos 40 grados.

Colóquese en la bañera o en la ducha sobre una superficie sobre la que no pueda resbalar. Para dosificar mejor y evitar una postura incómoda debería pedir a alguna persona que le ayude.

Chorro de agua aplicado sobre la cara

Un chorro de agua aplicado sobre la cara, también llamado chorro de belleza, produce una agradable sensación de bienestar cuando se siente fatiga física y mental; ayuda a aliviar las neuralgias, la migraña y los dolores de muelas y estimula la circulación sanguínea.

Para su aplicación debe inclinar el tronco ligeramente hacia adelante, ayoyarse sobre ambos brazos y echar la cabeza un poco hacia atrás. Cierre los ojos y prepárese interiormente para recibir la aplicación de agua. Su respiración es lenta y acompasada, no intente contener la respiración. Puede inspirar y espirar por la nariz sin problemas, manteniendo la boca cerrada cuando el agua caiga por la cara.

Se empieza por aplicar el agua sin presión debajo de la sien derecha y se siguen haciendo lentos movimientos circulares por toda la cara en la misma dirección que siguen las manecillas del reloj, hasta llegar a la frente. Ahora mueva el chorro en zigzag por la frente y después, dibujando líneas por toda la cara, llegue lentamente hasta la barbilla. Terminar aplicando el chorro por todo el óvalo de la cara. Seguidamente debe secarse bien la cara.

Chorro de agua aplicado sobre los brazos

Aplicar agua sobre los brazos tiene un efecto estimulante sobre la circulación sanguínea, el metabolismo y el sistema nervioso de los brazos. Este método se recomienda en los casos en los que se tiende a sufrir de manos frías y deformaciones reumáticas de las mismas; deshace los agarrotamientos en esta zona (calambre de los escribientes) y alivia los trastornos cardíacos de causa nerviosa. Apóyese sobre ambos brazos en el suelo de la bañera o ducha —no olvidar una base que evite resbalones. La persona que le ayude moverá el chorro, empezando por la mano derecha y la cara exterior del brazo hasta el hombro.

Allí se mantiene el chorro durante unos 10 segundos para que el agua que cae pueda envolver el brazo como si fuera una manta.

Para finalizar, bajar el chorro de agua por la cara interna del brazo

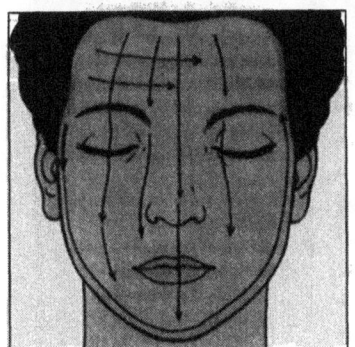

Ilustración 6 : *La dirección del chorro en la aplicación facial*

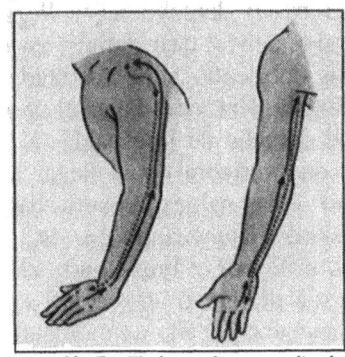

Ilustración 7 : *El chorro de agua aplicado sobre los brazos*

derecho y cambiar al brazo izquierdo. Éste será tratado de la misma forma descrita.

Repetir todo el proceso empezando por el brazo derecho, o sea haciendo dos pasadas para cada brazo. Una vez se haya finalizado, secar bien los brazos y ponerse ropa que abrigue.

Chorro de agua aplicado sobre la espalda

El chorro de agua aplicado sobre la espalda es una de las aplicaciones de agua fría más efectivas pero también más molestas. Por esta razón, tenga muy en cuenta su estado general durante la aplicación e intente respirar tranquila y regularmente. Si se siente mal, se marea o tiene palpitaciones, el proceso debe interrumpirse de inmediato.

Un chorro de agua sobre la espalda fortalece la musculatura de ésta, regula los trastornos metabólicos y fortalece la función circulatoria y respiratoria. Para esta aplicación, colóquese desnudo en la bañera o la ducha y la persona que le ayude actuará de la siguiente forma: moverá el chorro de agua desde el pie derecho pasando por la cara externa de la pierna hasta la cadera y volverá al talón pasando por la cara interna de la pierna. Seguidamente se situará el chorro en el pie izquierdo y se moverá hasta la cadera pasando por la cara externa de la pierna. Cuando se encuentre debajo de las nalgas, el chorro se dirigirá hacia la derecha hasta la cara externa del brazo. Al mismo tiempo, la espalda deberá ser mojada brevemente con agua fría para prepararla al estímulo. Con la abertura de la manguera sujetada verticalmente, dejar que el agua suba por la cara externa del brazo derecho hasta llegar al hombro, donde deberá caer durante unos 5 a 8 segundos cubriendo toda la mitad derecha de la espalda. Entonces bajar el chorro por la mitad derecha de la espalda (al lado de la columna vertebral) y al llegar a la parte inferior de las nalgas, moverlo hacia la mano izquierda. Empezando por esta mano, el chorro sube por el brazo hasta el hombro, espera allí de nuevo unos 5 a 8 segundos, seguidamente colocarlo un momento sobre el hombro derecho y volver al hombro izquierdo.

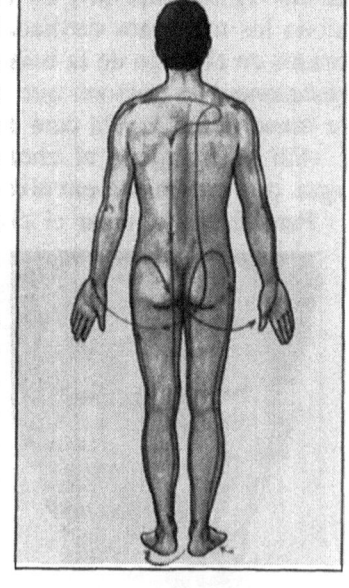

Ilustración 8 : *Chorro de agua aplicado sobre la espalda*

Por el lado izquierdo de la columna vertebral, el agua cae hasta las nalgas y por la cara interna de la pierna izquierda hasta llegar al talón izquierdo.

Después de este proceso haga que le sequen bien y le envuelvan en mantas calientes. Es imprescindible efectuar una pausa de descanso en una postura cómoda durante al menos 20 minutos.

Chorro de agua aplicado sobre el muslo

Este tipo de aplicación es muy efectiva en las inflamaciones de tendones y vainas tendinosas, en el tratamiento de venas varicosas, los pies crónicamente fríos y dolores ciáticos. Puede aplicarse en frío o alternando agua fría y caliente.

Para aplicar el chorro de agua fría sobre el muslo, colóquese desnudo en la bañera o ducha sobre una superficie que no permita resbalar. Su ayudante realizará la aplicación de la siguiente manera: primero se vierte el agua por la cara posterior, después por la cara anterior de las piernas. Empezando por la cara externa del pie, llevar el chorro por encima del empeine del pie hasta el talón, subiéndolo por encima de la pantorrila y la cara interna de la rodilla hasta llegar a la cadera. Mantenerse allí durante unos 5 a 8 segundos y dejar que el agua caiga cubriendo las nalgas y la pierna. Seguidamente el chorro bajará por la cara posterior de la pierna hasta el talón, cambiando allí al pie izquierdo.

También aquí se empezará por el talón, cayendo el chorro por la cara externa de la pierna hasta la cadera, donde permanecerá unos 5 a 8 minutos para caer por toda la pierna izquierda. Entonces el chorro será movido hacia la derecha pasando por debajo de las nalgas hasta llegar a la cadera derecha y de nuevo hacia la izquierda pasando por encima del sacro, para ser bajado a continuación por la cara interna de la pierna izquierda hasta el talón. Finalmente, gírese para poder tratar la cara anterior de las piernas. Se hace lo mismo que en la cara posterior de la pierna, cambiando también de la pierna izquierda a la derecha.

Después del tratamiento haga que le sequen, pero sin frotar con fuerza. Envuelto en mantas calientes descanse al menos durante 20 minutos.

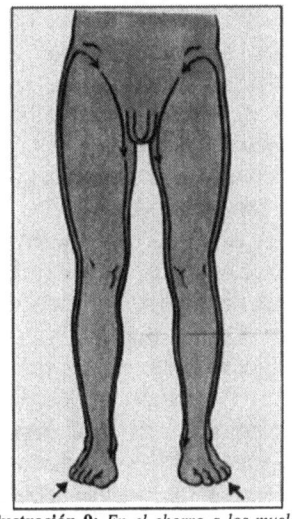

Ilustración 9: *En el chorro a los muslos, se trata primero la cara posterior y a continuación la cara anterior*

LA TERAPIA DE MOVIMIENTO

Piedra movediza nunca cría moho, se dice popularmente — con lo cual se expresa una de las muchas razones para llevar a cabo una actividad física. El porqué de su importancia lo demuestra la historia más actual de nuestro desarrollo: precisamente en los últimos sesenta años, el hombre ha cambiado sustancialmente su manera de vivir y su entorno. Se han ido desarrollando métodos cada vez más innovadores y más perfectos para evitar que nuestros músculos realizasen un trabajo excesivo tanto en el plano privado como el profesional. Mientras que en el pasado la supervivencia dependía en primer término de la capacidad de rendimiento de los múscu-los, la técnica y la automatización han conseguido que lo más importante en nuestra vida sean las capacidades mentales y nerviosas. " El 'ente mus-cular' cambió de función para convertirse en un 'ente nervioso' en muy poco tiempo", expresa el Profesor Dr. Hollmann en un texto escrito para la Seguridad Social alemana. Este desarrollo ha llevado a la aparición de una serie de enfermedades provocadas por la civilización, que frecuentemente son consecuencia de una carencia extrema de movimiento. Entre estas en-fermedades se encuentran ante todo los problemas cardiovasculares, la obe-sidad y los dolores de espalda.

El movimiento físico tiene múltiples efectos positivos: estimula la respi-ración, lo cual hace que el cuerpo esté mejor abastecido de oxígeno. El corazón late con mayor rapidez y bombea más sangre al cuerpo. Los mús-culos, los tendones, los ligamentos y las articulaciones de las partes del cuerpo en movimiento, tienen una mayor irrigación y aumentan su elastici-dad y movilidad. El metabolismo celular impulsa la movilidad, además consume mucha energía, por lo cual un entrenamiento de movimiento es adecuado como medida complementaria para perder peso. Además de ello, los productos de desecho pueden eliminarse con mayor facilidad.

A pesar de que nuestro cuerpo tiene una necesidad ancestral de realizar ejercicio físico, preferimos las escaleras mecánicas o los ascensores a las escaleras normales, incluso cogemos el coche para recorrer cortas distan-cias. Ya que nuestra vida cotidiana parece volverse cada vez más cómoda y el porcentaje de las enfermedades debidas a una escasez de ejercicio es cada vez mayor, en los últimos tiempos se ha impuesto la moda de llevar a cabo más actividad deportiva en el tiempo libre.

Casi todos los deportes realizados con comedimiento y adecuados a las necesidades personales, como son el jogging, la natación, el ciclismo, el aeróbic o las excursiones por la montaña, pueden ser partes integrantes de una terapia de movimiento, ya que aportan el equilibrio a una vida con poca movilidad. Sin embargo, algunos deportes o actividades de tiempo libre no siempre tienen efectos positivos sobre las articulaciones, los músculos o la columna vertebral. Ello ocurre especialmente en los deportes que requieren una posición del tronco flexionada, como son el esquí, el golf o el tenis.

El fortalecimiento del cuerpo por medio de unos ejercicios generales o con una finalidad de entrenamiento concreta, es una de las medidas de prevención y terapia más importantes. Bajo el concepto de terapia de movimiento se entiende básicamente todas las posibilidades de ejercicios pasivos y activos concebidos para entrenar músculos, tendones, ligamentos, articulaciones, vasos sanguíneos, corazón y pulmón.

La terapia de movimiento ocupa un lugar destacado en la terapéutica. Por ejemplo, es un componente importante en la terapia de Kneipp, y hace tiempo que ocupa un lugar principal en la fisioterapia. En los tratamientos y la rehabilitación después de sufrir una enfermedad grave, la terapia de movimiento es considerada una de las principales medidas de tratamiento y recuperación. En el campo de la ortopedia, ciertos movimientos se utilizan para restaurar las funciones de las articulaciones afectadas, para eliminar el anquilosamiento, así como para relajar y fortalecer todo el aparato locomotor. La gimnasia especial para la columna vertebral, la técnica del estiramiento de los músculos (stretching) así como un entrenamiento de fuerza que beneficie al cuerpo, solamente son algunas posibilidades para conservar y recuperar la salud a base de trabajo muscular.

Los tratamientos a base de masaje indicados por el médico se suelen dividir en tres etapas de terapia que se complementan mutuamente:

1- Una fase de preparación, que por regla general consiste en una aplicación de calor.

2- El masaje en sí, que se centra en aquellas partes del cuerpo que requieren el tratamiento.

3- Una fase que para profundizar y redondear el masaje, consiste en ejercicios de gimnasia terapéutica específicos para las dolencias de las que se trate.

Pero también en el marco de determinados tratamientos psicológicos se utiliza el movimiento para propiciar experiencias físico-psíquicas y hacer más fácil la expresión de los sentimientos más profundos. El movimiento corporal puede ser un camino para encontrarse a sí mismo, lo cual se pretende especialmente en la terapia por medio del baile y la euritmia (una parte muy importante de la medicina antroposófica de Rudolf Steiner), siendo el objetivo principal de terapias especiales, como la *bioenergética, la técnica de Alexander* y *el método de Feldenkrais.*

Los ejercicios de movimiento especiales también son utilizados en los métodos curativos orientales. El más conocido es el yoga, que conoce múltiples posturas de cuerpo (asanas) para hacer desaparecer los trastornos de todos los sistemas del cuerpo. Desde un punto de vista de terapia curativa, el movimiento físico concreto constituye una de las medidas complementarias más importantes del masaje. Por esta razón, en este libro se han incluido una gran cantidad de ejercicios provenientes de la fisioterapia, que están adecuados a las diversas dolencias y que complementan perfectamente una terapia a base de masaje. Los ejercicios que se presentan se han extraído de los métodos terapéuticos mencionados y pueden realizarse sin problemas en solitario o con la ayuda de otra persona. Todos los ejercicios de movimiento sirven para la prevención de enfermedades y para conservar la salud, ya que fomentan los procesos curativos de forma natural.

LA TERAPIA RESPIRATORIA

El movimiento estimula nuestras funciones respiratorias y procura que el cuerpo esé mejor abastecido de oxígeno. Una carencia crónica de movimiento tiene como consecuencia todo lo contrario: la respiración es menos intensa, y la aportación de oxígeno es insuficiente. A causa de la vida tan agitada que llevamos y la falta de movimiento en el trabajo y la vida cotidiana, aparece una manera de respirar inadecuada y que no favorece las funciones corporales. Por regla general, no somos conscientes de este hecho, ya que la respiración se desarrolla de forma natural y automática. Claro que toda persona tiene que respirar, ello es imprescindible para la vida. Pero la forma en que lo hacemos determina en gran medida la calidad de nuestra vida.

Nuestra respiración es inseparable de los procesos físicos y mentales. De igual modo que la respiración influye sobre nuestro estado psicológico, ese mismo estado también influye a su vez sobre la respiración: contenemos la respiración cuando nos asustamos y tenemos miedo. La reducimos cuando nos sentimos cansados o sometidos a un esfuerzo excesivo. La alegría acelera nuestra respiración y acelera su ritmo. Toda sensación y todo movimiento del cuerpo producen un patrón de respiración especial, de acuerdo con la situación, así como también un ritmo diferente. Este mecanismo de adaptación funciona de forma automática, sin necesidad de que tengamos que pensar en él. Sin embargo, existe la posibilidad de controlar la respiración conscientemente. Y esa posibilidad constituye un potencial energético utilizado en la terapia respiratoria para poner en funcionamiento procesos curativos. Mientras que en el masaje los impulsos curativos entran en el interior del cuerpo desde fuera, los ejercicios respiratorios realizados correctamente actúan desde dentro: por medio del movimiento de la pared abdominal y el diafragma se realiza un masaje no sólo sobre los órganos del vientre, sino también sobre los pulmones y el corazón. Además de ello, la fuerza curativa de los ejercicios respiratorios se extiende por el plano espiritual, contribuyendo a la intensidad de nuestros sentimientos, contribuyendo a la relajación emocional y a tomar nuevas fuerzas vitales.

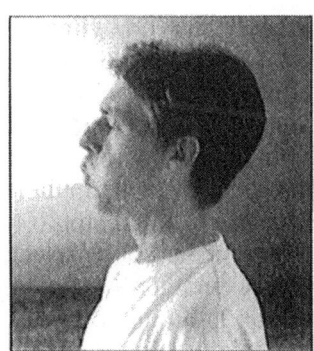

Ilustración 10 : *Uno de los ejercicios respiratorios más efectivos es el freno de labios que puede ser de gran ayuda especialmente a los enfermos de asma. Lo particular en este ejercicio es el control consciente de la respiración, que tiene como finalidad la prolongación de la fase de espiración. Con ayuda de una paja puede aumentarse la efectividad de esta técnica*

Estas técnicas se pueden aprender en la terapia respiratoria. Es un método independiente reconocido por la medicina que se recomienda normalmente como terapia única o como medida complementaria a otros métodos terapéuticos.

El efecto curativo de la terapia respiratoria no se centra únicamente en el ámbito de las enfermedades de las vías respiratorias, como son el asma y la bronquitis o el enfisema pulmonar, sino que la terapia respiratoria se recomienda en las enfermedades de la más diversa índole, por ejemplo:

- trastornos cardiovasculares que se manifiestan por problemas cardíacos, irrigación deficiente, hipertensión o hipotensión;
- trastornos de las funciones del estómago y el intestino, especialmente en casos de estreñimiento crónico y problemas digestivos;
- distonía vegetativa (desajuste de las funciones del cuerpo a causa de una mala regulación del sistema nervioso vegetativo) y
- lesiones por vicio de postura, como dolores de espalda crónicos, ciática y deformaciones congénitas o adquiridas de la columna vertebral (escoliosis).

Las finalidades terapéuticas de la terapia respiratoria son, en primer lugar, la recuperación de las funciones normales del cuerpo, la curación de los órganos respiratorios y corporales, así como la corrección de vicios de postura congénitos o adquiridos. Para poderlo conseguir, los pacientes aprenden unas formas muy definidas de actuar (el cuidado de las vías respiratorias, la toma de conciencia de los propios patrones de respiración, el aprendizaje de la respiración por la nariz) y determinados ejercicios respiratorios, así como una gimnasia respiratoria especial, en la cual se combinan ciertos ejercicios de movimiento con técnicas de respiración.

Entre los ejercicios más importantes en la terapia respiratoria se encuentran la respiración de vientre-diafragma, la respiración lateral, así como la respiración de hombros y la de clavícula. Con cada una de estas técnicas se estimula la función de diferentes segmentos pulmonares, se mejora el intercambio de oxígeno y dióxido de carbono y se influye positivamente sobre la actividad de todos los músculos que participan en la respiración (por ejemplo, el diafragma y los músculos pectorales)

Dada la amplitud de los efectos que producen, muchos ejercicios de la terapia respiratoria son adecuados como medida complementaria antes o después del masaje. Pero también durante el masaje, determinadas técnicas respiratorias ayudan a hacer desaparecer ciertos estados de tensión y aliviar los dolores que aparezcan. Por estas razones, en los correspondientes capítulos de este libro se encuentran numerosas indicaciones para realizar ejercicios respiratorios.

LA AROMATOTERAPIA

Otro método natural que aumenta considerablemente la efectividad del masaje, es la aromatoterapia. Bajo esta denominación se entiende un método curativo integral que con ayuda de aceites etéricos influye sobre los procesos del cuerpo, el alma y la mente. En Europa se redescubrió este método antiquísimo hace solamente 50 años gracias al trabajo de químicos, médicos y naturistas. Desde entonces, la aromatoterapia se considera una de las terapias más suaves y naturales que no producen peligrosos y temidos efectos secundarios si se aplican correctamente.

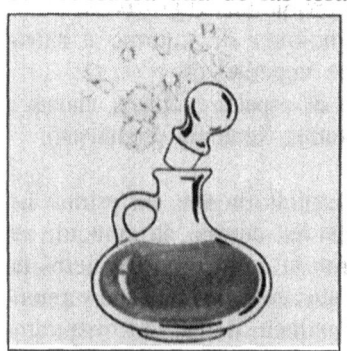

Ilustración 11 : *Los aceites aromáticos contienen los deliciosos olores del mundo vegetal*

Los medios curativos de la terapia aromática son ciertos aceites esenciales muy activos obtenidos a base de plantas. Por medio de complicados procesos (destilación, extracción) se obtienen estos aceites de las flores de rosa o jazmín, de la madera de sándalo, de las pieles de cítricos y de las hojas de romero. En ellos se concentra todo el poder curativo de la planta: los entendidos en medicina de la Antigüedad creían que la esencia contenía el alma de la planta. Por medio del aroma, la planta expresa su personalidad y su carácter: penetrante, estimulante, refrescante, dulce, amable, acre, etc.

La elección de los aceites utilizados terapéuticamente está de acuerdo con el estado y la personalidad del paciente. Las principales características de una planta y su mensaje oloroso deberían corresponderse con el estado del paciente y ayudarle a recuperar un equilibrio armónico: si Vd. se encuentra deprimido y agotado sería recomendable un aceite (o una mezcla de varios) que tenga un efecto ligeramente estimulante.

En la aromatoterapia, los aceites se respiran (inhalan), se frotan sobre la piel y se ingieren diluidos según unas reglas muy estrictas. El aroma, el alma de la planta, entra a través del sentido del olfato, la piel o el tracto intestinal en el interior del cuerpo para allí desempeñar sus funciones. De esta manera, los aceites etéricos pueden influir sobre el metabolismo y las funciones orgánicas.

Además de ello, ciertos aceites aromáticos tienen un efecto antibactericida y antivírico, por lo que pueden ser utilizados en el tratamiento de enfermedades infecciosas.

Vistos globalmente, los aceites etéricos estimulan las capacidades de autocuración del organismo, provocan la armonización del equilibrio espiritual y aumentan suavemente la sensación de bienestar general. La aromatoterapia puede ser aplicada como terapia integral tanto por practicantes paramédicos como por médicos interesados en la medicina natural. También es adecuada como tratamiento adicional de otras terapias médicas. Llevada a cabo en casa, muchas dolencias cotidianas, como son los dolores de cabeza, las molestias de la menstruación, los trastornos digestivos o la sudoración propia de la menopausia pueden ser aliviadas y curadas por medio de la aromatoterapia.

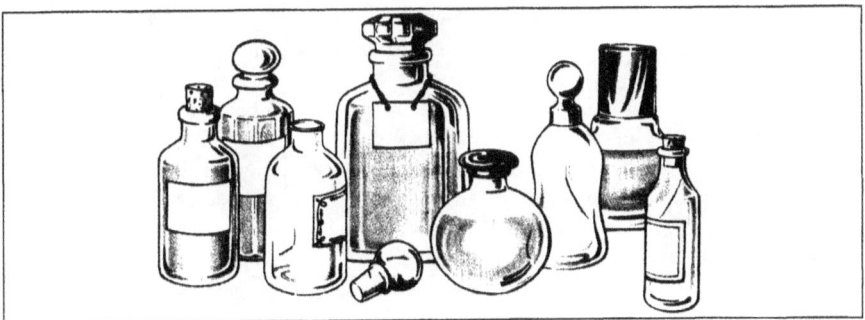

Ilustración 12 : *Los aceites aromáticos y las esencias de plantas deben guardarse siempre en recipientes cerrados, que pueden ser botellitas decorativas*

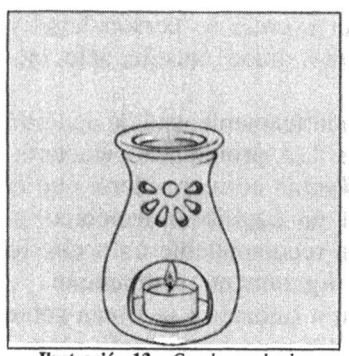

Ilustración 13 : *Con la ayuda de lámparas aromatizadoras se puede mejorar el ambiente de una habitación*

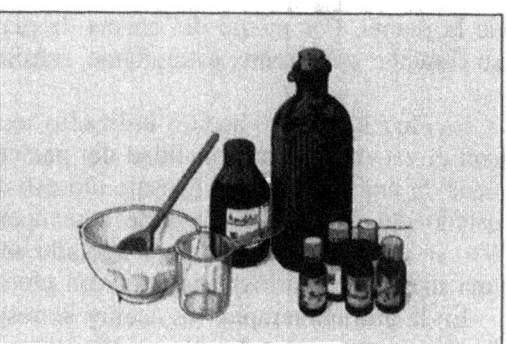

Ilustración 14 : *Necesitará estos utensilios si quiere mezclar las esencias Vd mismo*

Para el masaje, los aceites etéricos son de gran utilidad, ya que se pueden usar en las aplicaciones de agua (ver págs. 32 a 47) o para mejorar el aire de la sala de masaje (lámparas aromatizantes) y mezclado con un aceite base, como producto para el cuidado de la piel.

Si utiliza una lámpara aromatizante durante el masaje, puede matar dos pájaros de un tiro: por una parte mejorará la calidad del aire, por otra parte su paciente respirará los perfumes curativos.

Mezclas que tienen efectos refrescantes	Mezclas que tienen efecto compensador, armonizador	Mezclas con un fuerte efecto tranquilizante y relajante
5 gotas de esencia de bergamota y 5 gotas de esencia de geranio	3 gotas de esencia de geranio 1 gota de esencia de rosa y 5 gotas de esencia de cedro	7 gotas de esencia de *Neroli* y 5 gotas de esencia de lavanda
2 gotas de esencia de jazmín 5 gotas de esencia de limón	6 gotas de aceite de bergamota y 3 gotas de esencia de *Neroli*	3 gotas de esencia de rosa y 5 gotas de esencia de lavanda
5 gotas de esencia de limón, 3 gotas de esencia de palo de rosa y 1 gota de esencia de cembro	6 gotas de esencia de naranja y 3 gotas de esencia de madera de sándalo	2 gotas de esencia de madera de sándalo y 2 gotas de esencia de Ylang-Ylang

Tabla 3 : *Preparaciones adecuadas para las lámparas aromatizadoras que producen efectos diferentes*

Mezcla con efecto excitante y estimulante de la circulación sanguínea *	Mezclas con efecto relajante, tranquilizante y armonizador	Mezclas con efecto beneficioso sobre la piel y el ánimo
50 ml de excipiente ** 4 gotas de esencia de enebro 4 gotas de esencia de limón 3 gotas de esencia de romero 3 gotas de esencia de lavanda	50 ml de excipiente 4 gotas de esencia de lavanda 4 gotas de esencia de bergamota 3 gotas de esencia de manzanilla 2 gotas de esencia de rosa 3 gotas de esencia de geranio	50 ml de excipiente 5 gotas de esencia de madera de sándalo 3 gotas de esencia de aceite de bergamota 2 gotas de esencia de rosa 1 gota de esencia de jazmín
50 ml de excipiente 5 gotas de esencia de menta 4 gotas de esencia de benjuí 4 gotas de esencia de romero 2 gotas de esencia de madera de sándalo	50 ml de excipiente 6 gotas de esencia de azahar 4 gotas de esencia de benjuí 3 gotas de esencia de moscatel y salvia 3 gotas de esencia de geranio	50 ml de excipiente 5 gotas de esencia de pachulí 4 gotas de esencia de lavanda 3 gotas de esencia de rosa 2 gotas de esencia de *Neroli*
50 ml de excipiente 6 gotas de esencia de tomillo 5 gotas de esencia de bergamoto 4 gotas de esencia de limón 3 gotas de esencia de melisa	50 ml de excipiente 7 gotas de esencia de incienso 5 gotas de esencia de lavanda 3 gotas de esencia de madera de sándalo 2 gotas de esencia de mandarina	50 ml de excipiente 6 gotas de esencia de benjuí 4 gotas de esencia de rosa 3 gotas de esencia de jazmín 2 gotas de esencia de madera de sándalo
50 ml de excipiente 5 gotas de esencia de bergamota 4 gotas de esencia de naranja 2 gotas de esencia de jazmín	50 ml de excipiente 5 gotas de esencia de madera de sándalo 3 gotas de esencia de ylang-ylang 3 gotas de esencia de manzanilla 1 gota de esencia de limón	50 m de excipiente 10 gotas de esencia de madera de sándalo 7 gotas de esencia de geranio 5 gotas de esencia de ylang-ylang 3 gotas de esencia de rosa
50 ml de excipiente 12 gotas de esencia de salvia 8 gotas de esencia de eucaliptus 8 gotas de esencia de romero	50 ml de excipiente 4 gotas de esencia de bergamota 4 gotas de esencia de mejorana 4 gotas de esencia de *Neroli* 4 gotas de esencia de madera de sándalo	50 ml de excipiente 15 gotas de esencia de rosa 5 gotas de esencia de jazmín

Tabla 4 : *Recetas para la preparación de esencias para masaje*

* Estas mezclas son de gran ayuda en agarrotamientos musculares
** El aceite de jojoba es el más adecuado

Aplicación

Para ello necesita una lámpara aromatizadora y las correspondientes esencias etéricas. Ambas cosas pueden comprarse en herboristerías, farmacias, tiendas de productos dietéticos o encargarse por correo. La lámpara aromatizadora está hecha de cerámica, en la parte superior tiene un recipiente apoyado sobre una base ancha sobre la que se encuentra una vela o bombilla. Se llena el recipiente con una mezcla de agua y esencias, que se evaporará por la acción del calor de la vela o la bombilla. Según el tamaño de la habitación y la intensidad de aroma deseada puede añadirle al agua entre 5 y 15 gotas de aceites etéricos. Elija las esencias de acuerdo con el efecto que se pretenda y cuide de que se complemente con el aceite de masaje utilizado. Durante el masaje deberían predominar, por ejemplo, los aromas que tengan propiedades estimulantes y refrescantes, que aumenten su capacidad de concentración y que consigan una relajación beneficiosa. Si quiere prepararse el aceite de masaje Vd. mismo, necesita primeramente una sustancia excipiente, un recipiente de porcelana, una cuchara para remover y una botella de cristal oscuro y que pueda cerrarse herméticamente.

Bajo excipiente (aceite base) se entiende un aceite vegetal cien por cien puro y prensado en frío (que puede obtenerse en farmacias, herboristerías, tiendas de productos dietéticos y por correo), que pueda ser bien absorbido por la piel y que permita que las esencias contenidas en él desarrollen todo su potencial curativo. Además, los aceites base deben ser inodoros para no influir sobre la calidad aromática de las esencias. Las sustancias excipientes que benefician su piel son las siguientes:

- Aceite de almendras dulces (un aceite suave que relaja la piel),
- aceite de aguacate (penetra bien en la piel y tiene muchas sustancias nutritivas) y
- aceite de jojoba (una aceite excelente para el cuidado de la piel, pero también caro).

Además de estas sustancias base, son adecuados los aceites vegetales a base de hueso de albaricoque, pepitas de girasol, habas de soja, pepitas de uva y nueces.

Para preparar un aceite de masaje vierta primero el excipiente en un bol, añada la cantidad de esencia indicada, mézclelo todo y llene con cuidado la botella de cristal oscuro, cerrándola bien. Las botellas pueden adquirirse en farmacias; al comprarlas tenga en cuenta que tengan un dosificador adecuado para hacer más fácil su utilización (en las botellas normales sale demasiada cantidad de aceite). Si al mezclar las esencias con el aceite base ha añadido bastantes más gotas de las primeras, puede aumentar la cantidad de sustancia excipiente en la misma relación.

LA TERAPIA DE RELAJACIÓN

Relajación: una palabra mágica para nuestro bienestar físico y mental, así como para conservar nuestra salud. Observemos nuestra vida cotidiana, cada vez más marcada por las prisas, el estrés y la intranquilidad, que ha hecho que muchas personas hayan perdido la capacidad de relajarse. Sea en el trabajo, en el tiempo libre o al conducir el coche: nos encontramos constantemente con estrés y tensión, de forma que la necesidad natural de descansar y recuperarse permanece crónicamente insatisfecha. Tensión y relajación son dos polos contrapuestos, que solamente permiten que sigamos sanos cuando existe una relación equilibrada entre ambos: cuanto más en tensión trabajemos, cuanto más tenemos que rendir, más necesitamos relajación y descanso suficientes. Porque la relajación sirve al cuerpo como fase de recuperación y regeneración, consumiéndose las fuerzas adquiridas en la fase de trabajo y tensión.

Aquí se hace patente lo importante y necesario que es para nuestra capacidad de rendimiento que administremos nuestras fuerzas físicas y psíquicas. Solamente cuando ya circulamos en reserva, nos sentimos agotados y totalmente en tensión, nos damos cuenta de que hacer una pausa de recuperación es imprescindible. Claro que hay que forzarse a ser activo, someterse a un cierto estrés, pero nunca llegar hasta el final, hasta el estado del agotamiento total. El sobresfuerzo constante produce contracturas musculares.

Pero también podemos estresarnos mentalmente, lo cual produce las mismas reacciones en nuestro cuerpo: quien, por ejemplo, se tema constantemente lo peor, puede contar con que el estado de tensión de sus músculos es bastante más alto que en una persona optimista. Y quien tenga tendencia a reprimir sus sentimientos, no exprese los conflictos y no se enfrente a los problemas, también puede estar seguro de que la tensión de sus músculos es notable.

Nuestro comportamiento, las reacciones visibles a partir de impulsos interiores, es controlado principalmente por la musculatura esquelética. Reacciona a todo estado de ánimo, lo expresa o lo inhibe. Especialmente cuando se dominan las sensaciones, la musculatura se tensa. Si esta situación es frecuente, se producen agarrotamientos, calambres y finalmente aparecen los síntomas de enfermedad.

Muchas dolencias comunes y enfermedades propias de la civilización son consecuencia, la mayoría de los casos, de un desequilibrio entre tensión y relajación. Se trata sobre todo de enfermedades del ámbito psicosomático, como los trastornos del tracto digestivo, las neuralgias provocadas por la tensión, las dolencias nerviosas de corazón y circulación sanguínea, así como los vicios de postura (como la lordosis y la espalda encorvada). Para tratar los síntomas rápidamente suelen prescribirse medicamentos que relajan los músculos y estimulan la circulación de la sangre. Pero el alivio de las molestias no produce una desaparición de la causa que provoca la enfermedad. Para evitar un consumo de medicamentos constante, y establecer y eliminar las posibles causas emocionales de la enfermedad, una terapia de relajación, sea del tipo que sea, es de gran efectividad para muchas personas. El aprendizaje de determinadas técnicas de relajación da la posibilidad de hacer desaparecer tensiones tanto físicas como espirituales. Y ésta es la mejor alternativa a un tratamiento medicamentoso, ya que a través de la relajación se recupera y conserva la sana alternancia entre tensión y relajación.

Es importante que encuentre un método que se adecue a sus necesidades, preferencias y deseos personales. Existen muchas vías para hacerle un favor a cuerpo y alma; lo decisivo es que consiga un estado ideal de distensión física y emocional que haga posible que todas las energías puedan volver a fluir libres y sin impedimentos.

Entre las reacciones más importantes que se consiguen a través de la terapia de relajación, se encuentran:

- Pesadez: notamos este estado perfectamente cuando estamos cansados y a punto de dormirnos; desde el punto de vista fisiológico, la pesadez significa tensión muscular.

- Calor: ayuda a que los vasos se dilaten, lo cual produce una mejor irrigación y alivio de dolores. En el entrenamiento autógeno, uno de los métodos de relajación más efectivos, se consigue el calentamiento de ciertas partes del cuerpo por medio de la autosugestión. Para la terapia de relajación, el calor significa relajación de los vasos.

- Sedación orgánica: en el estado de relajación total disminuyen las frecuencias cardíacas y respiratorias; pero también todos los demás sistemas orgánicos trabajan más lenta y equilibradamente (por ejemplo, el estómago). Desde el punto de vista de la relajación terapéutica, se consigue una armonización y sanación de estos sistemas por medio de la relajación de la actividad hiperactiva.

- Bienestar: estar relajado es agradable, lo que se expresa en el ámbito mental como sensación de bienestar y alegría de vivir, pero también como sensación de desasimiento y liberación. Quien sea capaz de relajarse de forma adecuada habrá encontrado la llave del equilibrio mental y la sensación de bienestar. Dominará la alternancia de tensión y distensión —la finalidad principal de los métodos de relajación.

- Serenidad: este estado constituye una de las sensaciones más placenteras de nuestra vida. Relajarse significa liberarse de pensamientos que giran, de actitudes rígidas y muy arraigadas y modos de pensar que frecuentemente degeneran en prejuicios, coacciones y miedos. La serenidad es una finalidad importantísima del aprendizaje de todo método de relajación; influye positivamente en todos los ámbitos de la vida.

Estos cinco estados del cuerpo y el alma constituyen el fundamento de todo método de relajación, ya que el cuerpo, el espíritu y la razón forman una unidad inseparable: todo lo físico actúa sobre lo psíquico y viceversa.

Por esta razón se recomiendan aquellos ejercicios y métodos que sirven para mejorar las sensaciones físicas y la conciencia de nuestro propio cuerpo. Entre ellos se cuentan todos aquellos deportes que practicamos con disfrute, los cuidados de belleza, así como la fases de descanso tan necesarias, como son por ejemplo el sueño, las vacaciones y los hobbys.

Aparte también existen determinados métodos de relajación que ayudan a que el cuerpo y el espíritu se regeneren. Nos referimos especialmente al *entrenamiento autógeno* según el Profesor Johannes Schulz, el *entrenamiento psico-higiénico* del Dr. Hannes Lindemann, pero también a la *meditación, yoga* o la técnica de la *imaginación* o visualización (ver pág. 61). Muchas personas solamente consiguen relajarse si antes estaban en fuerte tensión física, tal y como lo demuestra el *método de la tensión muscular progresiva* del médico inglés Edmund Jacobson.

El masaje es otra posibilidad de relajar la musculatura de forma natural e influir positivamente sobre nuestro bienestar mental. Combinado con determinados ejercicios de relajación puede aumentarse el efecto del masaje y hacerse más duradero.

LA TERAPIA POR LA COMUNICACIÓN

Aquel viejo dicho "en boca cerrada no entran moscas" hoy en día ya no tiene valor, al menos en el plano psicológico, ya que la persona que pueda hablar con el corazón no solamente se liberará de una presión interior, sino que en cierto modo limpiará su cuerpo. Esta tesis de la desintoxicación es el resultado de una nueva dirección en la investigación psicológica: la psicología de la autorrevelación hace tiempo que estudia las relaciones entre salud y la expresión de los conflictos internos, comprobando que las personas que reprimen sus pensamientos y no los transmiten corren un gran riesgo desde el punto de vista de la salud. Por el contrario, el poder confiarse a alguien tiene un efecto liberador y saludable.

El hecho de que hablar sobre los problemas, debilidades y miedos puede tener un efecto de alivio no es ningún descubrimiento nuevo de la psicología. La fuerza purificadora de las discusiones, los reconocimientos y las confesiones ya se conoce desde tiempos inmemoriales en todas las culturas. Sin embargo, es nuevo el descubrimiento de que los pensamientos y sensaciones preocupantes —si nos persiguen durante demasiado tiempo— no solamente pueden afectar nuestra salud mental, sino también la salud física.

La mayoría de nosotros tendemos a afrontar solos las sensaciones desagradables, como las ofensas, las acusaciones y el miedo de perder algo importante, ya que para nosotros son embarazosas, insignificantes o un signo de debilidad personal. También el temor de que los demás valoren negativamente ciertas confidencias, incluso nos desprecien por ellas o nos castiguen, impide a muchas personas mostrar su interior. A ello se suma con frecuencia el deseo de no preocupar a las personas que nos rodean con nuestros miedos y problemas. También esta postura hace que evitemos confiar nuestros problemas a alguien. A pesar de estas ideas, en parte justificadas, debemos cambiar de estrategia a la hora de enfrentarnos a los conflictos, ya que el hecho de mantener ocultos ciertos problemas se puede convertir en otro problema en sí; no solamente requiere y consume gran parte de nuestra energía interior, sino que agota gran cantidad de fuerza física. Si los sentimientos permanecen encerrados en nosotros durante largo tiempo, a largo plazo habrán debilitado el sistema inmunológico del cuerpo.

Un gran número de dolencias cotidianas y enfermedades propias de nuestra civilización, desde la hipertensión hasta el cáncer, podrían considerarse consecuencia de los conflictos psíquicos no expresados y reprimidos — una conclusión que debería tener consecuencias tanto en el ámbito personal como médico.

Las conversaciones con una pareja comprensiva, con los amigos, los padres, incluso la comunicación consigo mismo se podrían considerar una especie de masaje para el espíritu, que tiene efectos liberadores, purificadores y curativos en todos los niveles de nuestro ser. A menudo es suficiente formular interiormente los sentimientos desagradables para poner en funcionamiento un proceso curativo. Aunque la figura del compañero de discusión es muy importante, también se obtiene una sensación de alivio cuando estos pensamientos se expresan sobre el papel o se graban en cinta. Lo importante es que se exterioricen de la manera que sea (por escrito, verbal o mentalmente). De esta forma, los sentimientos más poderosos y amenazantes toman forma y pierden importancia lentamente. La expresión de los sentimientos es una posibilidad de enfrentarse de forma constructiva a los miedos y los pensamientos, de prepararlos para poderlos asimilar. Si sufre de frecuentes dolores de cabeza debidos a la tensión, si constantemente se rompe la cabeza con problemas (interiores), o si siempre tiene molestias intestinales, si todo se lo traga en lugar de sacarlo a la luz, se dará cuenta de que éstas no son solamente expresiones populares, sino reacciones de su cuerpo ante su comportamiento que deben estudiarse seriamente (ver pág. 18).

Para poder mantener una conversación con toda confianza, el masaje en pareja es lo ideal, ya que a través del contacto corporal también se puede tomar contacto interior. Lo importante entonces es crear una atmósfera de cariño e intimidad entre ambos compañeros de conversación y masaje. Las personas que no sienten simpatía mutua harán inefectivo el aspecto curativo de este masaje físico y mental.

IMAGINACIÓN Y VISUALIZACIÓN

Numerosos estudios científicos han demostrado que la terapia a base de medicamentos solamente puede dar los resultados deseados cuando los pacientes mismos creen en la eficacia de éstos. Los posturas negativas y los pensamientos de duda, por el contrario, afectan en gran medida las posibilidades de curación en las enfermedades somáticas. Incluso cuando los pacientes siguen una terapia prescrita de forma pasiva, sin participar emocionalmente de ella, dejan en manos del médico toda la responsabilidad de su curación. Solamente por medio de la colaboración personal durante el tratamiento se puede obtener un éxito aceptable.

Por esta razón es importante influir positivamente sobre las propias expectativas y actitudes. Ello puede conseguirse a través de ejercicios de imaginación y visualización. En estos ejercicios se emplean imágenes simbólicas que crea la propia fuerza imaginativa. Estas imágenes penetran en nuestro subconsciente cuando nos encontramos en un estado de total relajación. Desde allí controlarán después nuestros pensamientos y nuestras sensaciones. Las posturas negativas pueden convertirse así en ideas llenas de esperanza y ánimo, lo cual beneficia a la salud.

También en las dolencias comunes que queramos tratar con la ayuda del masaje, para obtener buenos resultados es de vital importancia que ambos componentes de la pareja colaboren activamente por medio de su participación emocional. Especialmente en el masaje de esas partes del cuerpo agarrotadas y doloridas, la pareja debería tratar de hacer desaparecer esta dureza con su energía mental. Imaginarse que se envía calor o rayos hacia la zona afectada podría ser una manera de aumentar los efectos del masaje y el deseo de que se produzca una curación a través de las fuerzas interiores.

MÉTODOS DE MASAJE CONTRA DETERMINADAS DOLENCIAS

El concepto general de masaje denota una serie de diferentes métodos de masaje. En el mundo occidental, aparte de los tradicionales masajes orientales, se ofrecen otros métodos propios que se han convertido en clásicos, desarrollándose también otros métodos nuevos que combinan los orientales y los occidentales. La medicina académica, aduciendo la falta de base científica, rechaza la idea de que algunas formas puedan ser consideradas métodos curativos, como ocurre con la digitopuntura china y el shiatsu surgido en el Japón.

Con gran reserva y escepticismo, los médicos aceptan la reflexoterapia podal, mientras que el masaje de tejido conjuntivo, así como el drenaje linfático manual corresponden a los métodos terapéuticos reconocidos por la medicina establecida. El médico los prescribe como medida complementaria o como terapia única y los gastos son cubiertos por la Seguridad Social (alemana). Los denominados métodos marginales (digitopuntura, shiatsu, reflexoterapia podal) son aplicados principalmente por practicantes paramédicos, médicos naturistas y también por numerosos masajistas. Por lo general, los gastos debe sufragarlos el paciente mismo, solamente algunas mutuas privadas se hacen cargo de ellos.

EL MASAJE CLÁSICO

El método de masaje terapéutico más conocido en Europa es el masaje clásico o sueco. Se encuentra entre las terapias físicas reconocidas (fisioterapias) y está indicado en el marco del tratamiento médico. Este método se define generalmente como la influencia mécanica ejercida con las manos sobre la capa externa del cuerpo y la musculatura, con finalidad curativa y resultados comprobables. Se trata de actuar terapéuticamente sobre la musculatura, el tracto respiratorio, así como la circulación sanguínea y linfática, tanto local como general.

En el masaje clásico no se tienen en cuenta los componentes mentales, ya que se parte exclusivamente de dolencias que existen por causas físicas. Pero ya que el cuerpo y la mente forman una unidad indisoluble y todo lo físico tiene repercusiones sobre lo psíquico, el masaje clásico no produce una curación total.

Procedimiento

En la mayoría de los casos, el masaje clásico comienza con una fase de calentamiento: durante unos 20 minutos, los músculos se calientan por medio de aire caliente, infrarrojos o una compresa de lodo (ver págs. 39 a 42). En los siguientes 20 a 30 minutos se realiza el masaje en sí. El tratamiento empieza con unos roces superficiales (*effleurage*) introductorios y de toma de contacto. Los roces superficiales se realizan con las palmas de ambas manos cubriendo una gran superficie y en dirección al corazón o los grandes vasos linfáticos. El roce superficial y suave es la primera maniobra y la más sencilla para todas las partes del cuerpo — como prólogo y para extender el aceite o la crema de masaje. Naturalmente que esta técnica de maniobra también tiene su efecto terapéutico; pone en movimiento los líquidos corporales, como la linfa y la sangre, lo cual produce un mejor suministro y evacuación de sustancias de los tejidos. Existen unos roces superficiales que desarrollan sus efectos en profundidad —se distinguen de los otros roces superficiales por una mayor presión ejercida por el masajista— y provocan una estimulación más intensiva de los líquidos corporales. Estas maniobras se suelen realizar después de las maniobras más suaves, para hacer posible una mejor eliminación de sustancias. Además, son útiles para valorar mejor el estado del tejido.

Después de la fase de introducción se pasa a la técnica del amasamiento (*pétrissage*), y también aquí se comienza con un amasamiento suave y realizando después uno más profundo. Los amasamientos que abarcan una gran superficie se realizan con ambas manos en los puntos más carnosos, como son las nalgas o los brazos, mientras que con las puntas de los dedos de una sola mano (o con ambas a la vez) se realizan sobre partes del

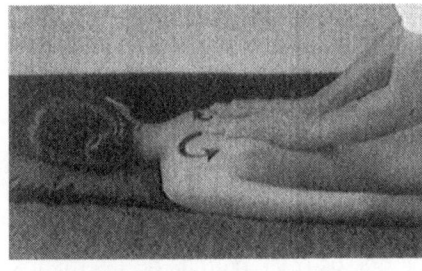
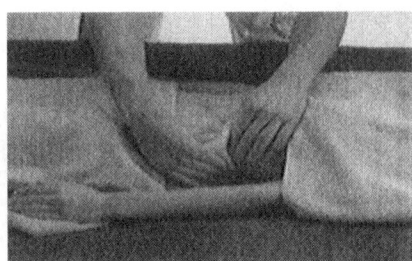
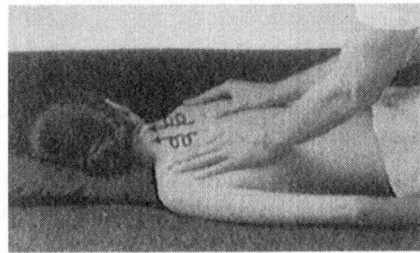
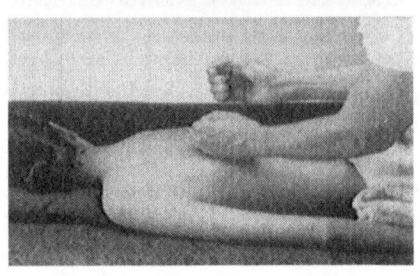
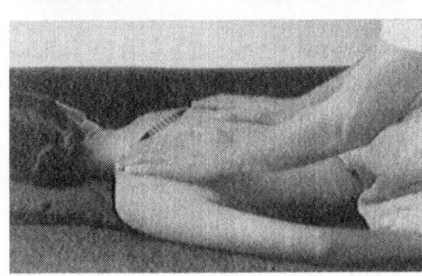

Ilustraciones 15 a 19 : *Al masaje clásico corresponden los roces superficiales, ...*

... amasamientos , ...

... roces profundos, ...

... percusiones con puño cerrado o con el hueco de la mano, ...

... así como las vibraciones

cuerpo menos carnosas, como el tejido muscular de la espalda. De esta manera puede trabajarse cuidadosamente el panículo adiposo y las fibras musculares. De forma similar a cuando se amasa un pastel, el músculo se sacude, se hace rodar y se retuerce. La presión y relajación alternantes estimulan la circulación en el tejido muscular, con lo cual aquellos productos de desecho que se han acumulado en los vasos linfáticos y las venas son eliminados más rápidamente y mejor.

El orden y la intensidad de las diferentes técnicas de maniobra son determinados por el masajista y se adecuan a cada caso.

Los *roces* profundos (fricciones) son movimientos giratorios o en espiral que se realizan principalmente con los pulgares. Actúan de forma puntual, es decir, sobre un área muscular pequeña especialmente contraída. Se pueden llevar a cabo abarcando una mayor superficie, por ejemplo, a lo largo del músculo dorsal de la espalda, aunque entonces el efecto es menos intenso. La técnica del roce profundo sirve, en primer lugar, para aliviar las contracturas musculares locales muy dolorosas, y ayuda igualmente a la eliminación de productos nocivos acumulados en los tejidos.

La percusión con *puño cerrado* o *hueco de la mano* suave (*tapotement*) está especialmente indicada para estimular mucho la circulación sanguínea y de forma intensiva las terminaciones nerviosas. Esta técnica puede llevarse a cabo moviendo rápidamente los dorsos o las palmas de las manos, o con las yemas de los dedos. Las vibraciones consisten en pequeños movimientos ondulantes con las palmas de las manos o las yemas de los dedos. Tienen un efecto ligeramente estimulante sobre todo el sistema nervioso y relajante sobre el tejido muscular.

Por medio del sentido del tacto, el masajista decide las maniobras, el orden y la intensidad. Dependiendo del estado de la piel y el tejido muscular, así como de la sensibilidad del paciente, ciertas maniobras pueden repetirse varias veces, otras deben eliminarse, o bien se aumentará o disminuirá la presión.

Lo importante es que el masaje se ajuste a las necesidades individuales y el cuadro de molestias. Porque desde el punto de vista terapéutico, tiene poco sentido aplicar a todas las personas un mismo programa de masaje. Incluso el tratamiento perfecto técnicamente puede que no consiga el efecto deseado o no hacerlo de forma total, en los casos cuando el masajista tiene poca comprensión hacia el caso o poco sentido terapéutico.

En muchos casos —especialmente en enfermedades del aparato locomotor, pero también cuando existen importantes vicios de postura—, al masaje clásico le siguen ejercicios fisioterapéuticos. De esta manera se amplía el campo de juego de las articulaciones y la musculatura se fortalece en general.

EL MASAJE DEL TEJIDO CONJUNTIVO

Este masaje especial relativamente nuevo fue desarrollado en 1929 por la fisioterapeuta Elisabeth Dicke. Ella sufría de una grave y dolorosa enfermedad de los vasos de la pantorrilla, cuya amputación parecía inminente. Intentó aliviarse algo los dolores frotando las zonas sensibles con las puntas de los dedos. Entonces observó que estas zonas reaccionaban hipersensiblemente al principio, pero si seguía frotándolas se producía una relajación de los músculos, el dolor desaparecía y se tenía sensación de calor. Además pudo comprobar que no solamente la pierna respondía positivamente al tratamiento, sino que incluso desaparecían las contracturas de la musculatura de la espalda. En vista de este desarrollo positivo se daba un masaje diariamente y pasados unos tres meses empezaron a desaparecer los síntomas. Al cabo de un año, Elisabeth Dicke pudo volver a su trabajo como fisioterapeuta.

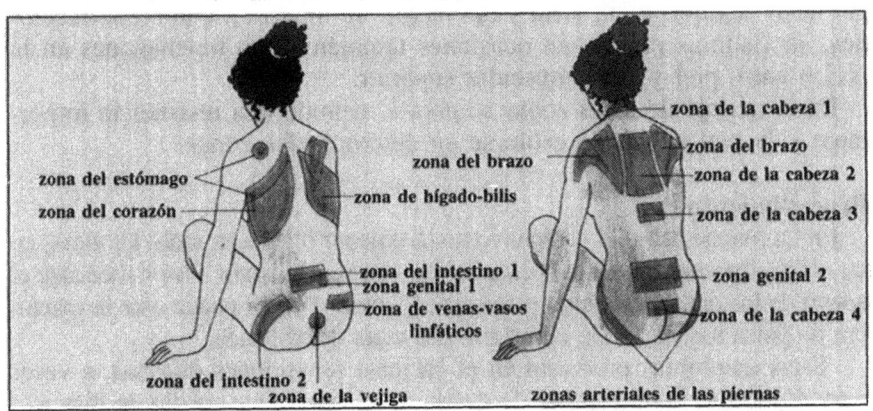

Ilustración 20 : *Diferentes zonas de tejido conjuntivo Por medio del masaje de las zonas orgánicas especiales puede influirse positivamente sobre dolencias y enfermedades desde fuera*

Al experimento consigo misma, que tanto éxito tuvo, le siguieron numerosos estudios clínicos que confirmaron la efectividad del método. El roce superficial primero lo fue desarrollando la Sra. Dicke con ayuda de sus colegas y su aplicación se extendió a otras malformaciones patológicas de los tejidos y los órganos. De esta manera nació el método reconocido hoy en día llamado masaje del tejido conjuntivo, que se practica con excelentes resultados. Sus efectos curativos radican en la influencia del masaje sobre el sistema nervioso autónomo: a través de las zonas reflejas (ver ilustración 20) se corrigen las funciones vegetativas del cuerpo que se ven desequilibradas. Se ha demostrado que determinadas zonas de la superficie corporal están íntimamente relacionadas con los órganos internos. Ello se explica en base a la conexión del tejido conjuntivo y los órganos internos con el sistema nervioso vegetativo. Las enfermedades de los órganos internos, así como las malformaciones congénitas o adquiridas no se limitan a los diferentes órganos, sino que la tensión aumenta en los tejidos conjuntivos que los rodean. Si se hace desaparecer la tensión con ayuda de un masaje del tejido conjuntivo, el sistema nervioso vegetativo envía impulsos curativos a los órganos correspondientes. En los órganos que tienen afectadas sus funciones mejora la irrigación, la eliminación de sustancias perjudiciales y del metabolismo se ve estimulada, y se recupera el buen funcionamiento del órgano. La estimulación del sistema provoca además un fortalecimiento de la reacción de defensa del cuerpo.

Estas zonas que solamente se hacen notar en el caso de un trastorno, pueden ser reconocidas por un especialista a simple vista y por medio del tacto (sentido de la vista y del tacto). Se muestran como contracciones, abolladuras planas, en ocasiones también como hinchazones en la piel o entre piel y capa muscular superior.

En el masaje de estas zonas se nota a menudo una resistencia importante y la piel no puede estirarse en determinadas zonas.

Procedimiento

En un masaje del tejido cojuntivo no se amasan o golpean todas las zonas en un orden determinado. El terapeuta trabaja con movimientos cortos mediante el apoyo de los dedos, estirando y frotando la zona, a veces puede usar la maniobra de pinza rodada. Todo ello sobre una zona determinada.

Estas maniobras producen en el paciente sensaciones diversas, a veces muy dolorosas. La sensación de dolor es un importante medio de diagnóstico además de la vista y el tacto.

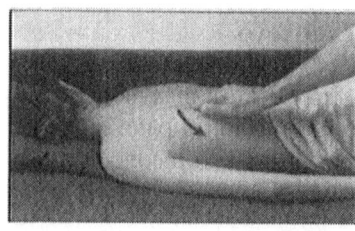

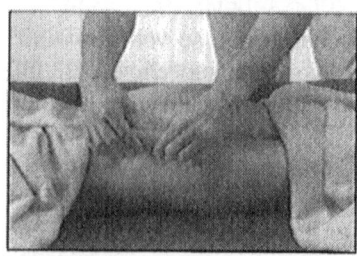

Ilustraciones 21 y 22 : *Las técnicas de maniobra más importantes del masaje del tejido conjuntivo son movimientos de los dedos y en una determinada dirección y las pinzas rodadas*

En el tejido sano, el roce superficial con una presión media o alta no produce dolor. Si la tensión del tejido ha aumentado, se pueden producir dolores agudos y punzantes, que parecen hacerse sobre cortes o grietas (como si el masaje se hiciera con las uñas de los dedos). Cuando gracias al tratamiento desaparece el aumento de tensión en el tejido, esta sensación cortante disminuye hasta que desaparece. Otro medio de diagnóstico muy importante es observar la reacción de la piel durante el tratamiento. Si la tensión aumenta moderadamente se produce primeramente un ligero enrojecimiento de la piel. Después de un rato se observa un enrojecimiento creciente con bordes imprecisos, que se retrae lentamente hasta adoptar la forma del roce superficial que se ha llevado a cabo. Cuando la enfermedad orgánica es más aguda, el enrojecimiento no forma una línea, sino que permanece extendido durante más tiempo y adquiere un color rojo intenso. Si la tensión aumenta mucho, el enrojecimiento se convierte en un habón. Por habón se entiende un levantamiento de la piel del mismo diámetro que la uña del meñique. Si la tensión desaparece, también disminuye la formación del habón. Suelen ser necesarios varios masajes del tejido conjuntivo para conseguir que esta reacción de la piel desaparezca por completo.

Tanto la sensación de dolor como la reacción de la piel son signos inequívocos de un aumento de tensión de los tejidos e indican la existencia de trastornos funcionales de un órgano o un sistema orgánico. El masaje del tejido conjuntivo ha demostrado ser extraordinariamente efectivo en el tratamiento de trastornos funcionales del sistema digestivo, del cardiovascular y del urinario. También se recomienda en la enfermedades bronquiales y pulmonares, así como también contra el reúma y la ciática. Además es aconsejable en las lesiones nerviosas, estados de agotamiento psicosomáticos y como tratamiento rehabilitador después de operaciones quirúrgicas.

LA REFLEXOTERAPIA PODAL

Hace justo sesenta años, Eunice D. Ingham tituló su primera conferencia "Las historias que los pies pueden contar" (ver bibliografía) ya que creía que por medio de un masaje de presión de los pies, se podía conocer más de una historia interesante de la vida de la persona a la que se le realizaba el masaje. Y su método le aportó innumerables experiencias y éxitos con su tratamiento. Años más tarde, en Alemania la masajista Hanne Marquardt se dedicó a seguir desarrollando el masaje de las zonas reflejas del pie. Hay que agradecerle a su trabajo que este método se aplicara en occidente, de modo que muchos médicos y fisioterapeutas pudieron beneficiarse de él.

De forma semejante que en el masaje del tejido conjuntivo, en este método también se parte de la base de que existen conexiones reflejas entre los órganos internos y determinadas zonas de ambas plantas de los pies, los bordes internos y extrenos, así como en el empeine. Esta suposición fue corroborada por los resultados de las investigaciones realizadas por el médico inglés Dr. Henry Head (1861-1940): descubrió que todos los órganos internos están conectados con ciertas zonas en la piel a través de haces de fibras nerviosas. Las vías nerviosas de una zona de piel tan claramente delimitada y del órgano interno que le corresponde se originan siempre en el mismo segmento de la columna vertebral (ver pág. 198). Estas zonas reflejas se denominaron *zonas de Head* por su descubridor, sobre las que también se basa el masaje del tejido conjuntivo.

Además de estas zonas descubiertas por Head existen otra serie de zonas reflejas en la piel, cuya conexión con los órganos internos no es tan sencilla de establecer; los estímulos que se producen allí se transmiten a través del sistema nervioso vegetativo, muy ramificado y extendido, y que se encuentra íntimamente relacionado con las glándulas y líquidos corporales. Toda interferencia de este sistema se hace evidente en la secreción de hormonas como también en la circulación sanguínea y linfática. En 1913, el médico americano Dr. William H. Fitzgerald (1872-1942) fue uno de los primeros en diseñar un plano de situación de estas zonas reflejas vegetativas. Para ello dividió el cuerpo en un total de 10 zonas, cinco a cada lado del tronco, que transcurren desde la cabeza por el tronco hasta las plantas de los pies y, ramificándose en los hombros, recorren los brazos hasta llegar a las puntas de los dedos (ver ilustración 24).

Los trastornos en los órganos de una de estas zonas longitudinales se pueden comprobar en todas las partes de la piel de la zona longitudinal en cuestión.

La terapia por zonas de Fitzgerald constituye la base de la reflexoterapia podal. Ya que la orientación por las diez zonas verticales solamente hacía posible una determinación de la posición de los órganos en la vertical, la Sra. Marquardt añadió otras tres zonas horizontales

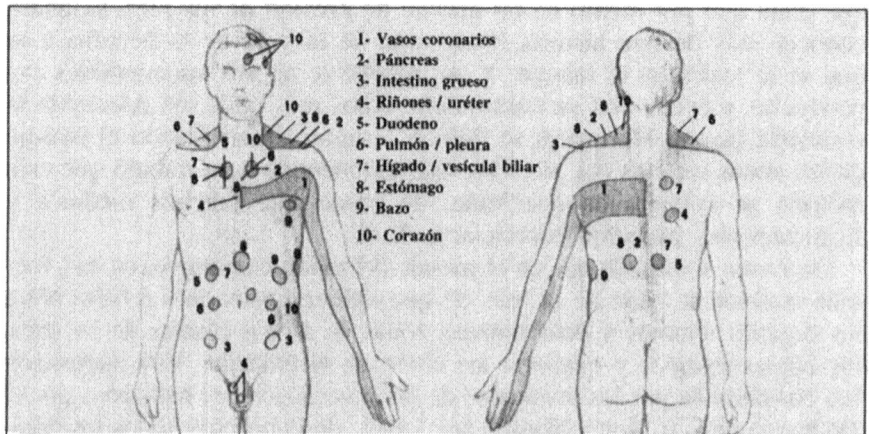

1- Vasos coronarios
2- Páncreas
3- Intestino grueso
4- Riñones / uréter
5- Duodeno
6- Pulmón / pleura
7- Hígado / vesícula biliar
8- Estómago
9- Bazo
10- Corazón

Ilustración 23 : *La situación de las diferentes zonas de Head Son abastecidas por los mismos nervios que lo hacen a determinados órganos Por esta razón, los dolores se reflejan en ciertos segmentos de la piel Por medio del tratamiento de las zonas de Head se puede influir de forma positiva sobre las enfermedades internas*

que son de gran ayuda para determinar la posición en la horizontal: la primera línea transversal se encuentra en la parte superior de la cintura escapular, la segunda en el área del arco costal y la línea de la cintura, la tercera en la zona del suelo pelviano (ver ilustración 25).

Ya que ambos pies son el reflejo de la persona y sus órganos, la división transversal también se hizo en los pies. Con ayuda de este retículo horizontal-vertical, los órganos pueden dividirse en tres grupos de forma clara:

1- Los órganos de cabeza y cuello por encima de la horizontal de la cintura escapular;

2- Los órganos de la cavidad pectoral y parte superior del abdomen entre la horizontal de la cintura escapular y el arco costal;

3- Los órganos abdominales y pelvianos debajo de la zona transversal del arco costal hasta el suelo pelviano.

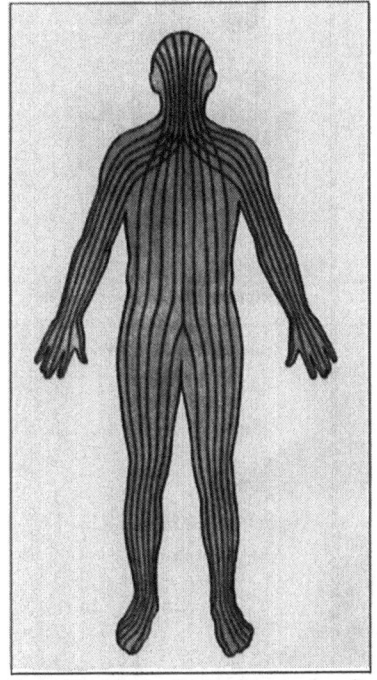

Ilustración 24 : *La división del cuerpo en diez zonas longitudinales según el Dr William Fitzgerald Las zonas de energía se extienden desde la cabeza hasta los dedos de las manos y los pies; se corresponden con determinados órganos*

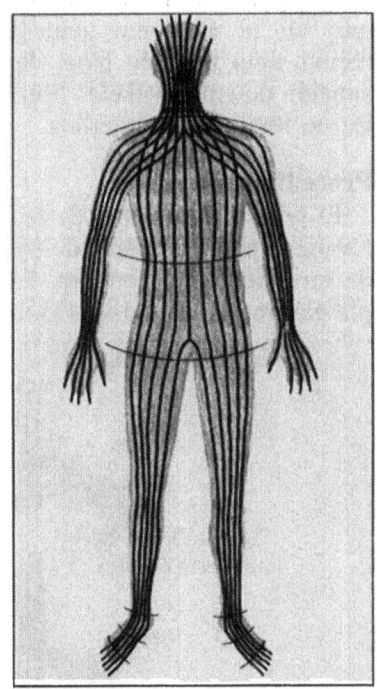

Ilustración 25 : *La distribución de las zonas del cuerpo según Hanne Marquardt Complementó las zonas verticales de energía de Fitzgerald con tres líneas horizontales para una mejor determinación de la situación*

En reflexoterapia podal se parte de la base de que en caso de enfermedad, trastorno o debilitamiento del órgano interno, la zona del pie correspondiente se transforma visiblemente y/o da sensación de dolor cuando se palpa. Y por el contrario, incluso el estado de los pies puede ejercer influencia sobre la función de los órganos internos: si lleva zapatos demasiado estrechos e incómodos con excesiva frecuencia, determinadas zonas del pie (p. ej. los dedos y las almohadillas) no solamente están en un estado constante de irritación, sino que pueden presentarse verdaderas deformaciones del pie, que a su vez influyen sobre las funciones orgánicas. La Sra. Ingham y más tarde también la Sra. Marquardt diseñaron complejos planos de las zonas reflejas del pie y desarrollaron un método de masaje muy útil no solamente para la curación, sino también para la prevención de enfermedades funcionales de los órganos internos.

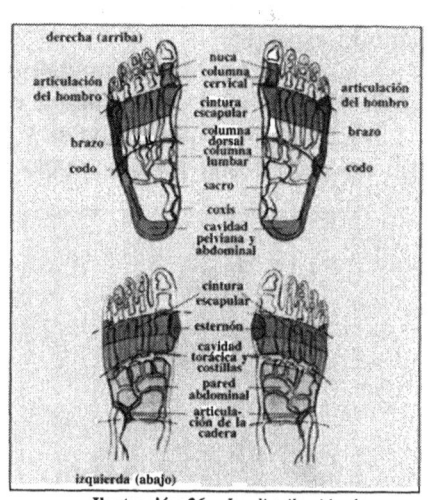

Procedimiento

El primer tratamiento de la reflexoterapia podal depende, de entrada, de un diagnóstico correcto. Por regla general, no se trabajan las zonas

Ilustración 26 : *La distribución de*

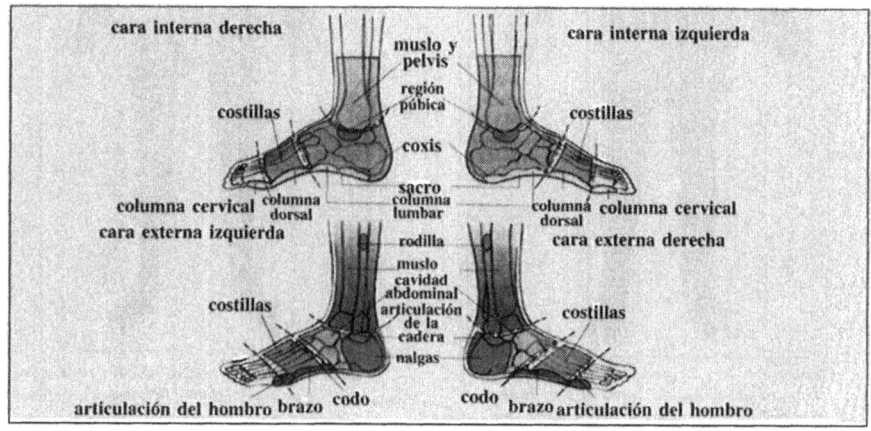

zonas reflejas del pie según Hanne Marquardt

de forma intensiva, sino que primero se estudia su estado. La terapia en sí se lleva a cabo en el tratamiento posterior de las zonas sensibles. Como medio de ayuda en el diagnóstico se debe confiar en el sentido de la vista, el tacto y el olfato. Mientras que el terapeuta primero da un masaje con ambas manos a un pie y después al otro con unos roces superficiales que sirven para establecer contacto, obtiene las primeras impresiones sobre:
- la temperatura,
- la estática,
- la tensión de los tejidos y
- la condición de la piel de los pies.

Seguidamente se lleva a cabo la lenta palpación de las zonas para comprobar la condición y el estado del tejido. Las inflamaciones, los endurecimientos o los pequeños depósitos cristalinos son signos inequívocos de una

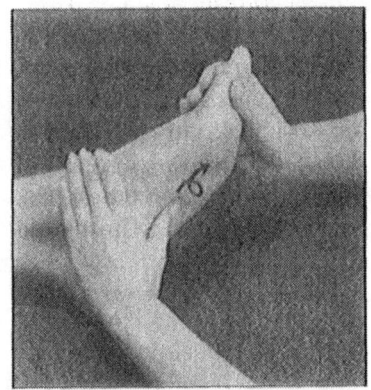

transformación anormal de las zonas reflejas. A ello se suma la sensación de dolor del paciente durante la palpación: de forma similar a lo que ocurre en el masaje del tejido conjuntivo, pueden aparecer dolores punzantes, que a su vez también indican un trastorno funcional o una enfermedad de los correspondientes órganos internos. A lo largo de la exploración, los pacientes comienzan a sudar co-

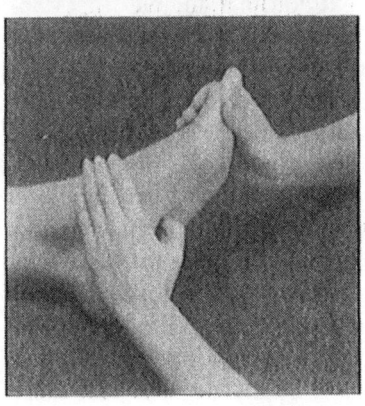

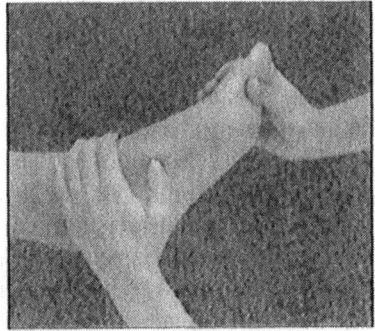

Ilustraciones **27** a **29** : *Las maniobras más importantes en la reflexoterapia podal son los roces profundos,*

la presión sobre determinados puntos

así como la técnica del traslado de la oruga realizada con el pulgar

piosamente por los pies. Un olor muy típico (por ejemplo, ácido o acre) sirve también como medio de diagnóstico.

Después de haber recogido todos los datos, en la segunda sesión comienza el tratamiento en sí. En ella se da masaje a sistemas orgánicos completos, por ejemplo, ante una infección de la vejiga no se trata solamente la zona de la vejiga, sino toda la zona del bajo vientre.

Entre las maniobras más importantes en la reflexoterapia podal se encuentran los movimientos breves y giratorios de los pulgares (roces profundos), la presión puntual así como la técnica del traslado de la oruga (oruga). Con ayuda de estas técnicas, el terapeuta puede trabajar la zona afectada milímetro a milímetro. El tacto es de suma importancia durante el tratamiento, ya que se trata sobre todo de descubrir y eliminar los depósitos cristalinos en las zonas tratadas.

En general, la reflexoterapia podal estimula la circulación sanguínea y el flujo linfático en esas zonas y, por reflejo, en las correspondientes partes del cuerpo. De esta forma se activan las fuerzas purificadoras y autocurativas del cuerpo y se resuelven los trastornos funcionales. La reflexoterapia podal está indicada en trastornos funcionales agudos y crónicos de los órganos internos, en las enfermedades del aparato de sostén (como los dolores ciáticos), las reacciones alérgicas (como la fiebre del heno), así como el reúma y como medida rehabilitadora después de una operación quirúrgica.

Durante el embarazo, sin embargo, no debe realizarse ningún masaje de este tipo.

EL DRENAJE LINFÁTICO MANUAL

El sistema linfático desempeña un papel extraordinariamente importante como "estación de depuración de aguas": el líquido en los tejidos contiene todos los productos de desecho del metabolismo. Especialmente las grandes moléculas de albúmina, que aparecen en las infecciones de todo tipo, encuentran el camino de vuelta a la sangre a través de los vasos linfáticos, pudiendo ser expulsadas a través de los órganos responsables de ello (hígado y riñones). Si existe una lesión en las vasos linfáticos y se impide el flujo linfático, se produce una gran acumulación de líquido en el tejido, que se hace patente de forma dolorosa. Un drenaje linfático puede ayudar a restituir el flujo linfático y hacer desaparecer las acumulaciones. Se trata de una técnica de masaje especial, que fue desarrollada por el fisioterapeuta danés Dr. Emil Vodder y perfeccionada por sus seguidores. El drenaje linfático es de gran ayuda para aquellas mujeres a quienes hubo que extirpar el pecho y sus vasos línfáticos como tratamiento del cáncer. Ésta es la razón por la cual se produce en ocasiones una retención linfática, que aparte de producir importantes dolores también da la sensación de que el brazo va a estallar. Por medio de un drenaje linfático realizado regularmente se descongestiona el área del cuerpo afectada y los graves síntomas desaparecen notablemente.

También en el campo de la cosmética, especialmente en el tratamiento facial, el drenaje linfático encuentra una aplicación algo diferente. Una buena esteticien domina esta técnica y sabrá incorporarla beneficiosamente en el tratamiento. Esta técnica cosmética también puede realizarla uno mismo: si, por ejemplo, se levanta por la mañana con la cara y los párpados hinchados, y con ojeras, puede hacer desaparecer rápidamente estas hinchazones con unas pocas maniobras (ver pág. 115).

Procedimiento

La técnica del drenaje linfático consiste en movimientos giratorios y roces de los dedos (roces superficiales y profundos) que según la indicación terapéutica, se llevan a cabo ejerciendo una presión suave, a veces más fuerte, a lo largo de los vasos linfáticos. Por regla general, no es necesario ejercer una presión muy fuerte, ya que los líquidos linfáticos reaccionan ya con poca presión desde fuera y entran en movimiento.

La finalidad del tratamiento es oprimir el agua almacenada en los tejidos por medio de la presión mecánica de las manos y extraerla con ligeros movimientos. A través de los nudos linfáticos se lleva el líquido hasta los vasos linfáticos y se introduce en la circulación venosa. Ese proceso se denomina drenaje en el lenguaje especializado del drenaje linfático. Además, el masaje aumenta la velocidad de flujo tanto de la sangre como de la linfa — a diferencia de la sangre, la linfa no tiene una bomba parecida al corazón—, lo cual mejora la eliminación de productos del metabolismo. El drenaje linfático terapéutico no es adecuado para realizarlo uno mismo, ya que el tipo y el orden de las maniobras de masaje siguen una reglas muy rígidas. Aparte de ello, su aplicación requiere mucha experiencia y un

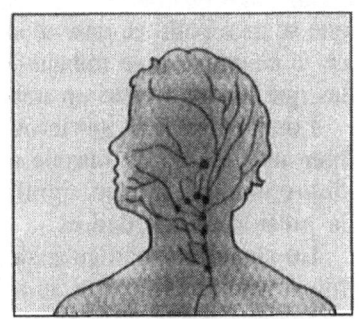

Ilustración 30 : *También en la cara y el cuello se encuentran vasos linfáticos y numerosos ganglios linfáticos Allí se realiza el drenaje linfático con fines cosméticos*

conocimiento exacto de los procesos anatómico-médicos. Nunca se debe dar un masaje, por ejemplo, en las regiones inflamadas o infectadas, ya que de lo contrario la situación empeoraría. Como masaje cosmético, este método también se puede utilizar en casa y es fácil de aprender.

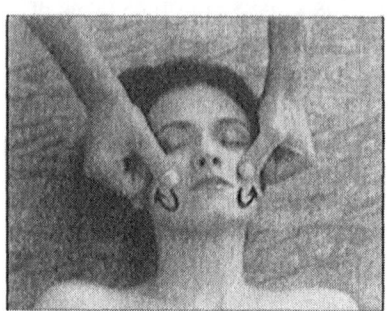 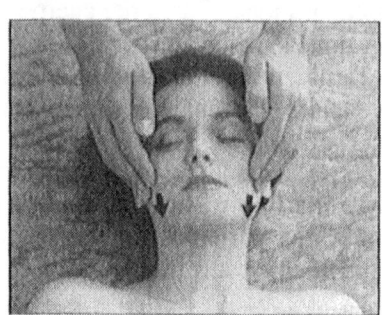

Ilustraciones **31** y **32** : *Para un drenaje linfático cosmético se realizan movimientos de los dedos describiendo círculos*
y rozando superficialmente, para hacer desaparecer posibles acumulaciones de líquido

El drenaje linfático también se puede acompañar de una dieta deshidratante o zumos e infusiones diuréticos. Su efectividad no es puesta en duda por parte de la medicina, y se aplica principalmente como medida rehabilitadora (por ejemplo después de intervenciones quirúrgicas).

DIGITOPUNTURA Y SHIATSU

La digitopuntura originaria de la China (el nombre proviene del latín; digitus significa dedo, y punctum significa punto) es un método de masaje que se desarrolló en base al antiguo método de la acupuntura. Mientras que en la acupuntura se trabaja con agujas, en la digitopuntura son las manos las que llevan a cabo un trabajo curativo y de alivio de los dolores.

Los japoneses se sirvieron del pensamiento chino para desarrollar también un método de masaje a partir de la acupuntura, que es similar a la digitopuntura: shiatsu significa, por tanto, también masaje por medio de la presión de los dedos.

Lo singular y particular de ambas formas de masaje se encuentra en su fundamento teórico, que se parece a una amplia teoría de la vida. Para los europeos occidentales, el pensamiento del Lejano Oriente a menudo es incomprensible y difícil de poner en práctica. Al mencionar estas teorías, muchos pensarán en una profesión de fe esotérica, que no puede comprobarse científicamente ni se adapta a nuestra visión del mundo. Si se estudia con más detenimiento, muchas afirmaciones y conocimientos de esta creencia ancestral tienen validez en nuestro mundo. Por ejemplo, ciertas investigaciones científicas llevadas a cabo han comprobado que la capacidad de defensa de nuestro organismo puede ser debilitada de forma importante por impresiones fuertes, una alimentación inadecuada, e incluso por la degradación y contaminación de nuestro entorno. Un sistema inmunitario muy inestable es el responsable de la aparición de enfermedades y dolencias crónicas y demuestra el desequilibrio de las fuerzas interiores. Todo esto lo debían saber ya los chinos hace miles de años, ya que según los principios de la salud y la vida, un cuerpo sano siempre es una señal del equilibrio armónico de las energías que lo llenan; toda enfermedad es un síntoma de un desequilibrio de las energías.

El yin y el yang son los dos principios contrapuestos del pensamiento de la antigua China, según los cuales se ordenan todas las cosas e imágenes de nuestro mundo. Originariamente, yang significa luz, siendo yin la sombra. Más tarde, yang también pasó a significar lo masculino, lo activo, mientras yin tiene un significado femenino, pasivo. En el pensamiento chino, el hombre se considera un componente orgánico del Universo. A su vez es un todo completo y con ello un pequeño universo en sí, en el cual todo se rige según los principios del yin y el yang: sus actividades son yang, su sueño es yin; la mitad superior del cuerpo es yang, la inferior yin; los órganos huecos del aparato digestivo (intestino grueso, intestino delgado, estómago, vesícula biliar) y la vejiga son productores activos de energía y por tanto yang, mientras que los demás órganos como el corazón, el pulmón, el hígado, el bazo y los riñones reciben energía, son yin, etc. Ambos conceptos no se consideran medidas de valor, lo cual es difícil de entender para nosotros los europeos, ya que para nosotros los conceptos de femenino y pasivo tienen un cierto sentido negativo por el reparto tradicional de funciones, siendo lo masculino y activo algo positivo. Según la concepción de la vida oriental, el yin y el yang son dos polos contrarios que se complementan mutuamente en cuanto a fuerza. Son las famosas dos caras de la misma medalla y constituyen el impulso que mueve todo lo vivo.

Del equilibrio fluido de ambas fuerzas

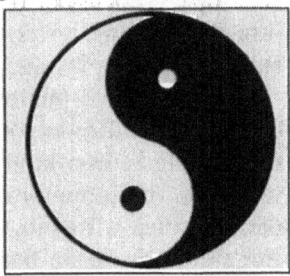

Ilustración 33 : *Yin, la sombra, lo oscuro, y yang, la claridad, lo luminoso Ambas son fuerzas que actúan sobre todo lo que tiene vida; aunque contrapuestos, no son dos polos incompatibles en todo yin también hay un yang, cada yang contiene un yin*

ancestrales se forma la energía vital (ki) necesaria para todo lo que es. Solamente una relación equilibrada de yin y yang, o sea un flujo libre del ki, hace posible el equilibrio y la sensación de bienestar. Por tanto, la salud es la armonía entre el cuerpo, el espíritu y el alma, así como la convivencia armónica del hombre con su entorno. El hombre enferma cuando los flujos de energía yin y yang, que atraviesan el cuerpo por determinadas vías, los meridianos, pierden su armonía, se bloquean, fluyen sin fuerza o con fuerza excesiva. Según esta concepción, la causa de toda enfermedad hay que buscarla en un desequilibrio de las fuerzas vitales.

La finalidad principal de todos los procesos curativos del Lejano Oriente es el diagnóstico precoz de síntomas tempranos tanto físicos como psíquicos para de esta manera evitar que se produzca un mayor desequilibrio (o sea enfermedades graves). Numerosos métodos sirven para la prevención y ayudan a hacer posible un reparto equitativo de la energía vital ki. Ello se consigue por medio de la digitopuntura y el shiatsu, es decir, por medio del masaje de determinados puntos que se encuentran en las vías de flujo de la energía, los meridianos.

Procedimiento

La digitopuntura distingue entre un total de 32 meridianos, entre los que hay 12 meridianos principales. De éstos, seis corresponden al yin, es decir, al guarda y distribuidor de energía. Los seis restantes corresponden al yang, al productor de energía.

Los meridianos se denominaban según los órganos con los cuales estaban conectados, aunque algunos tienen nombres extraños, como maestro del corazón, triple recalentador o el meridiano del gobernador. Los puntos importantes para el tratamiento —con excepción de estos puntos especiales— se encuentran en los lechos por los que fluye la energía del yin y el yang.

También estos puntos tienen denominaciones especiales, y el masaje de presión realizado sobre cada uno de ellos tiene unos efectos determinados, tales como la armonización, la estimulación o el apaciguamiento. En la digitopuntura se suele realizar el masaje con la yema de los dedos índice o medio, pero también con el pulgar. Se lleva a cabo un masaje desde suave hasta vigoroso sobre los puntos describiendo círculos rítmicamente o simplemente se presiona sobre ellos. La elección de los puntos se basa en las dolencias y el estado de la distribución de energía en el cuerpo. Para el interior del cuerpo, la digitopuntura tiene un efecto tranquilizante, moderador, de activación o descongestión.

En principio, todo órgano tiene un contrario —por ejemplo, el riñón tiene la vejiga; el hígado, la vesícula biliar— y ambos se complementan en sus funciones. En caso de enfermedad de uno de estos órganos, ello significa que el correspondiente compañero orgánico también sufrirá las consecuencias. Por tanto, una infección de vejiga también tiene repercusiones sobre la función renal. El principio del tratamiento consiste no solamente en ejercer presión sobre los puntos de la vejiga a lo largo del meridiano correspondiente, sino también aquellos puntos propios del riñón.

De igual manera es importante que no se traten solamente los órganos en sí, sino que se actúe sobre su función (la producción de energía o su conservación y distribución).

Los terapeutas que aplican el shiatsu diferencian doce meridianos principales y ocho especiales. Como ocurre en la digitopuntura, a través de puntos de presión especiales, los tsubos, se consiguen determinados efectos (armonización, estimulación o apaciguamiento). Sin embargo hay que tener en cuenta que el terapeuta trabaja los meridianos en todo su recorrido, no solamente los puntos de presión como ocurre en la digitopuntura.

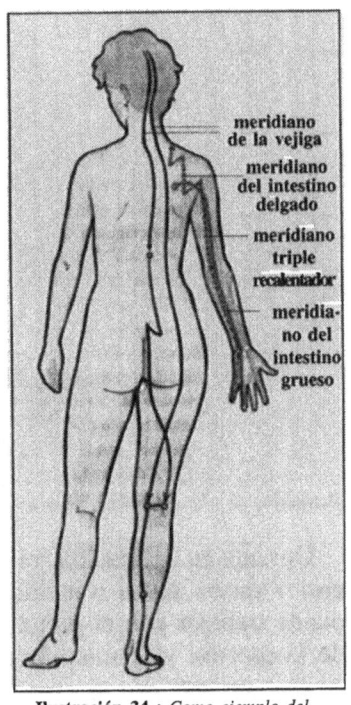

Ilustración 34 : *Como ejemplo del recorrido de los meridianos en la digitopuntura se han dibujado en la cara posterior del cuerpo los medidianos de intestino delgado, triple recalentador, de vejiga e intestino grueso*

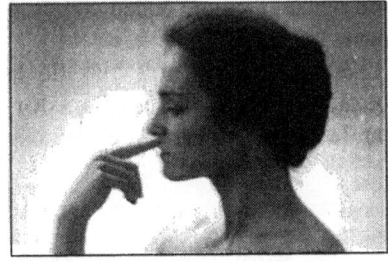

Ilustración 35 : *Se realiza un masaje con la yema del dedo sobre el punto de digitopuntura ejerciendo una ligera presión en círculo*

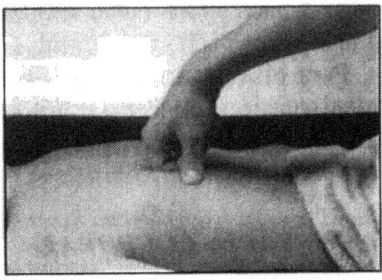

Ilustración 36 : *Una importante técnica de maniobra en el shiatsu es la técnica de presión de los dedos*

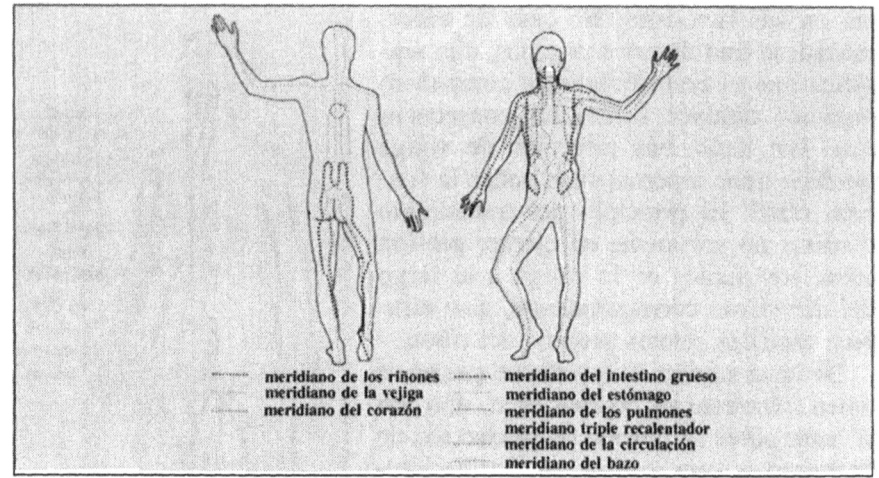

meridiano de los riñones .... meridiano del intestino grueso
meridiano de la vejiga   meridiano del estómago
meridiano del corazón   meridiano de los pulmones
                                meridiano triple recalentador
                                meridiano de la circulación
                                meridiano del bazo

Ilustración 37 : *En estas líneas transcurren los meridianos de shiatsu elegidos como ejemplo; sobre ellos se encuentran los tubos*

Durante su aplicación, el masajista ejerce presión sobre el cuerpo con uno o varios dedos o incluso con la palma de la mano. Si es necesario, puede trabajar con el puño, el antebrazo o con las rodillas. La duración de la presión y la maniobra dependen siempre del trastorno energético de que se trate.

Cuando se lleve a cabo tanto la digitopuntura como el shiatsu, el tacto del terapeuta es muy importante, ya que debe presionar justo en el centro de los puntos de masaje, que en ninguna persona se encuentran en el mismo lugar, y realizar el tratamiento con la técnica adecuada y una presión correctamente dosificada. Por esta razón, es mejor dejar los tratamientos de digitopuntura y shiatsu en manos de terapeutas especializados. El tratamiento de estados de dolor crónico y otras enfermedades graves prolongadas siempre deben confiarse a una persona con conocimientos y experiencia.

Para el cuidado general de la salud, cuando existan molestias de la menstruación, migraña y dolores de cabeza, así como en otros trastornos menores, uno mismo puede practicar la digitopuntura y el shiatsu sin problemas.

LA TERAPIA CORPORAL

Mientras que en los masajes curativos desde el punto de vista médico, el aspecto espiritual queda en un segundo plano, en las terapias más enfocadas hacia el cuerpo, éste se considera un medio para alcanzar la curación mental. El masaje del cuerpo se convierte en un componente importante para el desarrollo y apoyo de procesos emocionales y mentales. La mayoría de estos procesos se basan en los trabajos del psicoanalista Wilhelm Reich (1897-1957), el cual estableció una relación entre los trastornos de la personalidad y la expresión corporal, como la postura, la mímica, los gestos y la voz. Según la teoría de Reich de la coraza muscular, muchos sentimientos desagradables como son la ira, el enfado y la tristeza, pueden ser dominados por medio de la tensión crónica de la musculatura esquelética. Pero también los conflictos no resueltos o los miedos más íntimos son la causa, según su opinión, de estrés constante, que está acompañado de fuertes contracturas musculares. Según Reich, de esta manera el hombre intenta reprimir sus sentimientos por razones personales y/o sociales.

Sin embargo, estos sentimientos reprimidos no se esfuman en el aire, sino que utilizan al cuerpo como altavoz: quien pierda el equilibrio mental, pero no quiera o pueda expresarlo o resolverlo, dejará caer la cabeza cuando esté triste, o andará encorvado porque la carga de los problemas (no expresados) cae sobre sus hombros y espalda. Según la terapia corporal, estos conflictos interiores que aparecen una y otra vez, las experiencias traumáticas de la infancia o similar, finalmente provocan una transformación de la postura del cuerpo que —en casos extremos— produce lesiones irreparables de todo el conjunto del aparato locomotor y de sostén.

Dicho en pocas palabras, la finalidad de la terapia corporal consiste en curar el alma a través del cuerpo. Porque solamente a través de la eliminación de la coraza muscular una persona que se encuentre enferma mentalmente podrá recuperar una personalidad equilibrada y sana. En el centro de toda terapia corporal se encuentra la unidad formada por cuerpo, mente y alma. La curación únicamente es posible si se realiza pasando por todos los niveles para que la persona alcance un bienestar amplio y completo.

Entre las psicoterapias más importantes orientadas hacia el cuerpo que hace poco tiempo que se han desarrollado, se encuentran el *rolfing* y la *integración postural*. Ambos métodos utilizan un masaje de efectos en profundidad para eliminar la tensión muscular. En los masajes en profundidad que suelen ser muy dolorosos, los descubridores de estos nuevos métodos pudieron observar que al mismo tiempo desaparecían los miedos más íntimos, los sentimientos reprimidos o las agresiones contenidas. Denominaron este proceso descarga física y mental, ya que existen grandes tensiones a todos los niveles, que se manifiestan en forma de fuertes reacciones tanto físicas como de sentimientos.

El *rolfing* se denominó de acuerdo con su descubridora americana Dra. Ida P. Rolf (1896-1979); defiende la integración estructural y da nombre a un método para la modificación de la estructura del cuerpo humano. Es decir, una postura del cuerpo desarrollada erróneamente será corregida en la medida de lo posible y se establecerá una armonía. Los vicios de postura, hábitos y pautas de comportamiento incorrectos deben ser eliminados, aprendiéndose otros mejores y más sanos. La Dra. Rolf partió de la base de que el cuerpo no es una envoltura rígida e inamovible, sino que presenta una estructura bastante flexible que se encuentra en un proceso de transformación constante. Esta posición de partida es el fundamento de toda terapia corporal: las estructuras corporales son moldeables y pueden transformarse (positivamente) utilizando ciertos medios.

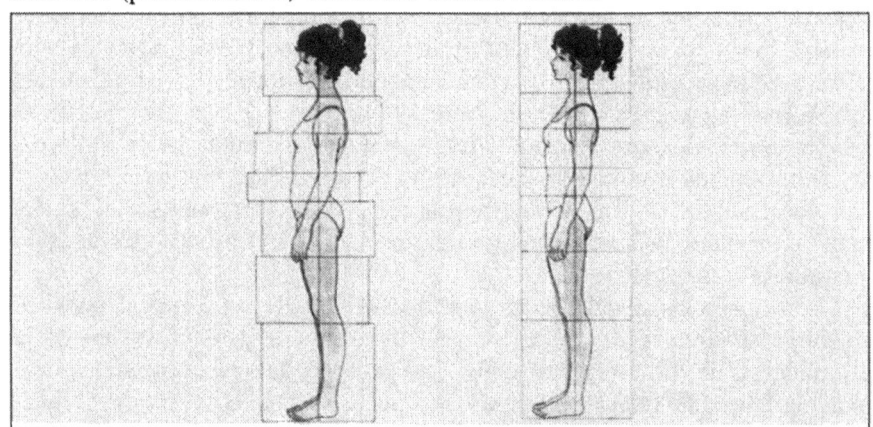

Ilustración 38 : *En la figura de la derecha, todo el organismo se encuentra en equilibrio, la vida espiritual es armónica La figura de la izquierda muestra qué trastornos físicos, los cuales se manifiestan en una postura incorrecta, pueden perjudicar la mente*

La Dra. Rolf diseñó primero una representación esquemática que muestra las posturas incorrectas. Para ello dividió el cuerpo mentalmente en diferentes áreas (segmentos) que en el estado ideal se encuentran unas encima de otras verticalmente y se mueven alrededor de un eje común.

Si el cuerpo se desequilibra, todos los segmentos abandonan su posición heredada: quien empuja el pecho hacia adelante empuja los hombros hacia atrás automáticamente, saca el vientre excesivamente y la lordosis se acentúa. Los afectados no suelen ser conscientes de su postura incorrecta, al contrario, encuentran normal este estado poco natural y se acostumbran a él.

La *integración postural* es una psicoterapia orientada hacia el cuerpo que se compone de varios procedimientos terapéuticos que se complementan. Jack Painter, un profesor americano de filosofía desarrolló este método a comienzos de los años setenta. Supo relacionar varios métodos terapéuticos occidentales y orientales, por ejemplo el trabajo corporal de Wilhelm Reich (ver págs. 80-81), la terapia respiratoria (ver pág. 50), la terapia del conocimiento del cuerpo, la bioenergética, la digitopuntura (ver pág. 76), el trabajo profundo sobre el tejido conjuntivo y el rolfing. En este trabajo en conjunto de distintos métodos, Painter sostenía que se podía abarcar todo el ser humano y curarlo. De forma similar que en el rolfing, este método también aspira a eliminar contracturas crónicas consecuencia de estructuras corporales desequilibradas y permitir que el paciente adquiera una nueva consciencia de su cuerpo y su alma.

Procedimiento

El tratamiento en el rolfing y en la integración postural se lleva a cabo de una forma muy similar: antes del tratamiento en sí, se fotografía al paciente desde todos los ángulos para obtener un documento de la postura y estructura original. Seguidamente se produce el denominado body-reading: el terapeuta toma nota de los vicios de postura, los bloqueos energéticos, las contracturas, retracciones, congestiones, deformaciones, asimetrías y desuniones. Estas minuciosas observaciones no solamente son importantes para establecer un diagnóstico preciso del estado físico y anímico, sino que también determinan el modo de actuación de la terapia.

En el rolfing se efectúa seguidamente el trabajo corporal, que consiste en un masaje especial y una técnica respiratoria. En la integración postural, el terapeuta puede decidir si es conveniente hacer primero una meditación o un ejercicio bioenergético como preparación del paciente al masaje, tranquilizándole o estimulándole.

En ambos métodos, el masaje se realiza con dedos, nudillos, palmas de las manos y codos. Es importante penetrar en los distintos tejidos por medio de técnicas especiales de maniobra, para que también se llegue a las contracturas más profundas y se disuelvan. Este masaje puede ser suave, pero también muy duro y doloroso. No es infrecuente que se produzcan explosiones de sentimientos (descargas), que podían estar marcados por la tristeza, el miedo o la ira. Muchas personas recuerdan durante el tratamiento, por ejemplo, experiencias traumáticas, que pueden remontarse a la infancia y que influían negativa e inconscientemente sobre sus vidas.

Los masajes finalizan con conversaciones terapéuticas, juegos de rol u otros ejercicios más profundos para que las experiencias puedan ser analizadas y digeridas.

Tanto en el rolfing como en la integración postural, el tratamiento consta de un mínimo de diez sesiones. El masaje de las distintas partes del cuerpo se realiza por regla general en un determinado orden. Sin embargo, son las necesidades del paciente las que determinan la elección e intensidad del tratamiento, que a veces dura hasta dos horas. Al finalizar la terapia se hace otra foto del cuerpo para poder comparar el antes y el después, es decir, las transformaciones del cuerpo.

Ambos métodos terapéuticos son adecuados para aquellas personas que sufren principalmente de dolencias y trastornos psicosomáticos. En el caso de sufrir graves enfermedades físicas y psíquicas, no debería realizarse una terapia corporal o únicamente bajo la supervisión de un médico.

Tanto el rolfing como la integración postural deben confiarse exclusivamente a los fisio y psicoterapeutas especializados, ya que la lectura del cuerpo, el masaje como también las conversaciones requieren una buena formación y mucha experiencia y comprensión. Los gastos del tratamiento debe asumirlos el paciente mismo, aunque los psicólogos reconocidos, los practicantes paramédicos o los médicos pueden cargarlo a cuenta de los seguros privados. Como método de autotratamiento en este libro encontrará las maniobras para el masaje profundo extraídas de ambos métodos, ya que son útiles para apoyar y estabilizar el proceso de curación de determinadas dolencias.

Además de los métodos de masaje mencionados en este capítulo, existen muchos más, que suelen satisfacer necesidades muy especiales y que aquí no se describirán en detalle, sino que solamente se mencionarán. Nos referimos al *masaje polarity* según el Dr. Randolph Stone, el *masaje biodinámico* de Gerda Boyessen, la *eutonía* según Gerda Alexander, el *masaje respiratorio* según el Dr. Ludwig Schmitt, así como también la *técnica de masaje desarrollada por Magda Proskauer*. Ya que cada uno de estos métodos tiene su punto de partida particular, su descripción traspasaría el marco de este libro. Si tiene interés en estos métodos y quiere informarse sobre ellos, encontrará un libro estándar de cada método en la bibliografía al final del libro.

EL MASAJE EN PAREJA

Si queremos incluir el masaje en nuestra vida cotidiana, es importante conocer la teoría y la práctica de este método curativo ancestral. Además de las maniobras ya mencionadas deben tenerse en cuenta otros puntos de vista para conseguir que el masaje sea una experiencia agradable, relajante y curativa para ambos componentes de la pareja. Por ejemplo, siempre debería tener en consideración la postura de su compañero de masaje. Porque si puede dar indicaciones detalladas sobre sus molestias, siempre es importante y útil observar toda la estructura del cuerpo. En muchas ocasiones, los indicios exteriores visibles permiten hacer deducciones sobre el trasfondo psíquico de algunas dolencias.

De mucha importancia es igualmente llevar a cabo una preparación razonable al masaje, así como también la aplicación óptima de medidas complementarias que aumenten y completen los efectos del masaje.

Y otra cosa es importante en el masaje, aunque debería darse por supuesto en la pareja: ambos deben sentirse simpatía, teniendo confianza mutua y capacidad de comprensión.

En este punto habría que mencionar que en el masaje en pareja no se trata de ver el cuerpo del otro desde un punto de vista ideal. Porque las medidas ideales no siempre son señal de salud física y psíquica. Tienen mucho que ver con nuestros sueños y deseos, que suelen estar marcados por la publicidad y el espíritu de nuestro tiempo.

LA REALIZACIÓN CORRECTA

Para que el masaje se convierta en una experiencia bonita y curativa, previamente deben cumplirse algunos requisitos prácticos y teóricos. Ello significa, sobre todo, el aprendizaje de determinados conocimientos básicos, tales como las maniobras y las reglas de masaje. Si nunca ha dado un masaje, debería acumular el mayor conocimiento posible sobre el tema. Lea este libro con detenimiento y, de ser necesario, adquiera bibliografía especializada adicional (ver bibliografía). Además es aconsejable seguir cursillos de masaje. Sin embargo, el arte del masaje depende en gran medida de su opinión sobre él y de su capacidad de comprensión de la pareja. Ambos son factores que decidirán el éxito o el fracaso del tratamiento a base de masaje. Un buen profesor de masaje le dará mucha importancia a que desarrolle y sepa aprovechar el sentido del tacto y su sensibilidad. El saber compenetrarse con otra persona es una habilidad difícil de enseñar, pero, a pesar de ello, es imprescindible para poder comprender emocionalmente ciertos estados mentales y estructuras del cuerpo. Porque de ellos depende la manera de actuar: le ayudarán a decidir si debe tranquilizar primero a su pareja para después estimularla, o si debe realizarse un masaje suave y relajante, ya que las maniobras de efectos profundos solamente producirán molestias.

Dado que utiliza sus manos como instrumentos curativos, su actitud frente al masaje tiene una importancia fundamental. Si quiere dar un masaje a alguien, no debería estar cansado, en tensión o sentirse vacío, ya que necesitará mucha fuerza interior, concentración y atención para conseguir el resultado deseado.

El masaje significa dar y recibir. Es un intercambio de energía a través de unas manos que tocan. Como masajista, con sus manos le da a su pareja calor, cariño y cuidados, y por su parte absorbe la energía del otro. Cuando reciba un masaje, su postura no debe ser pasiva. Aun cuando se le haga el masaje a Vd., debe ayudar activamente en cierto grado, lo cual requiere su atención, su disposición a relajarse y a ser consciente de sí mismo. Puede contribuir en mucho a que los impulsos curativos que recibe a través del masaje desarrollen todo su poder curativo en Vd. Esta actitud no solamente tendrá efectos positivos sobre su salud, sino que también dará a la pareja nuevo aliento para esforzarse más.

Además de estos requisitos previos, hay otras condiciones externas que también son significativas para el resultado del masaje. Entre éstas se encuentran, sobre todo, el ambiente en el cual se realiza el masaje, las posibilidades de colocación, el uso de productos lubricantes (aceites y cremas de masaje), así como la observancia de ciertas reglas en el masaje. La siguiente descripción de estas condiciones está pensada como orientación para que pueda preparar y realizar un tratamiento a base de masaje.

Crear un ambiente agradable

Aquí puede expresar la idea que tiene de un ambiente agradable, con música suave de fondo, iluminando la habitación con luz de velas o cuidando de que haya aromas agradables (ver aromatoterapia). Lo importante es que la habitación esté bien caldeada y que no haya corrientes a través de puertas y ventanas. Además debería cuidar de realizar el masaje sin ser molestado. El timbre de la puerta, el teléfono y un reloj con un tic-tac muy sonoro son factores de distorsión que es necesario eliminar antes de comenzar con el masaje.

Haga de la habitación de masaje un lugar donde reine la paz y el recogimiento, en el cual se sienta a gusto con su pareja, se pueda relajar y desconectarse.

La posición adecuada

La relajación y la sensación de bienestar también dependen de la posición que se adopte durante el masaje. Si no es posible adoptar una postura cómoda, la base es demasiado dura, demasiado blanda o muy áspera, o si se tirita todo el tiempo porque no se han sacado mantas suficientes, durante el masaje se sentirá un malestar constante y una sensación negativa en todo el cuerpo.

Los masajistas profesionales utilizan una mesa especial que hace posible una postura bastante cómoda: unas partes regulables en pies y cabeza y la posibilidad de alargarla hacen posible que se ajuste a la talla de la persona. Para el uso doméstico es suficiente una colchoneta de diez centímetros de altura que no sea excesivamente *blanda*. La desventaja de esta base tan cercana al suelo es que hay que realizar el masaje de rodillas y no se puede distribuir el peso del cuerpo de forma óptima en ciertas maniobras. Si esta postura cansa demasiado o resulta muy incómoda, se puede utilizar también una *mesa* lo bastante grande, una *cama* o un *sofá*; cuide de que el mobiliario utilizado le llegue a las caderas y sea accesible por todos sus lados.

Si tiene la intención de realizar masajes en casa de forma regular puede encargar una *mesa de masaje plegable*. Su ventaja está en que puede guardarse sin que ocupe mucho espacio y su tamaño está de acuerdo con las necesidades de cada uno. Por regla general, una mesa de este tipo está formada por una estructura de madera estable, forrada de cuero natural o sintético, con una parte especial para la cabeza que puede extraerse y que presente un hueco para la nariz.

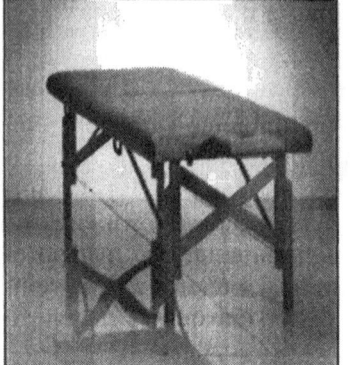

Ilustración 39: *Una mesa de masaje plegable como ésta puede adquirirla si realiza masajes en su casa con frecuencia*

Medios de ayuda

Los *cojines*, las *almohadillas* y las *sábanas* (las de franela de algodón son las más adecuadas) así como las mantas de lana son medios de ayuda imprescindibles que procuran una postura cómoda y el calor suficiente durante el masaje.

Sobre la base —que será un colchón sencillo o un mueble apropiado— se coloca primeramente una manta de lana y encima una sábana de algodón o de franela de algodón. Una toalla no es lo más adecuado para colocar encima de la manta, ya que suele ser demasiado áspera y deja marcas en el cuerpo.

Los cojines y las almohadillas sirven para apoyarse y llenar los espacios (por ejemplo, la cara posterior de la rodilla y la nuca en el decúbito supino). Además, las almohadillas evitan que estando en decúbito prono de sienta dolor de compresión en determinados puntos del cuerpo (por ejemplo, en la frente y los pies).

El calor es lo principal en el masaje. Para evitar pérdidas de calor durante el masaje debería cuidar siempre de que solamente estén destapadas aquellas zonas del cuerpo que se encuentre dando un masaje en ese momento. Todas las demás zonas deberán mantenerse calientes con ayuda de sábanas y mantas para que no se enfríen. Ya que los pies son los primeros en enfriarse rápidamente, unos calcetines que calienten mucho o una botella de agua caliente pueden resultar muy útiles.

La botella de agua caliente siempre es un objeto muy necesario, ya que se puede colocar en aquellos sitios donde se necesite calor o donde las contracturas sean muy importantes.

Sin embargo, no debería colocarla directamente encima del cuerpo, sino entre la manta y la sábana.

Platón y Sócrates ya aconsejaron aliviar los dolores por medio de la untura de aceites y fricciones. Al aceite de oliva se le atribuían las mejores propiedades, ya que entonces se creía que el aceite tenía un

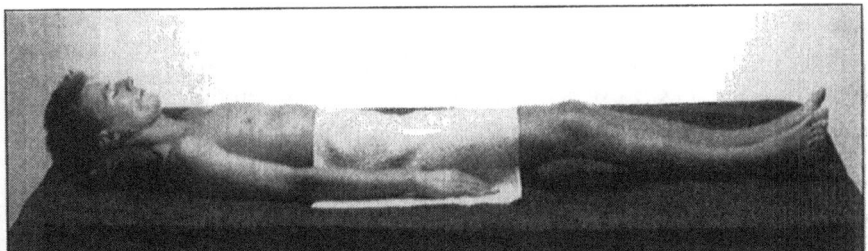

Ilustración 40 : *Utilice cojines o toallas enrolladas para conseguir una postura cómoda en decúbito supino*

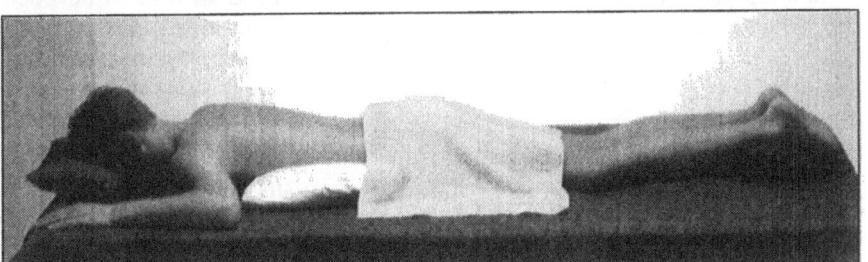

Ilustración 41 : *En el decúbito prono, el acolchamiento con cojines se hace notar positivamente*

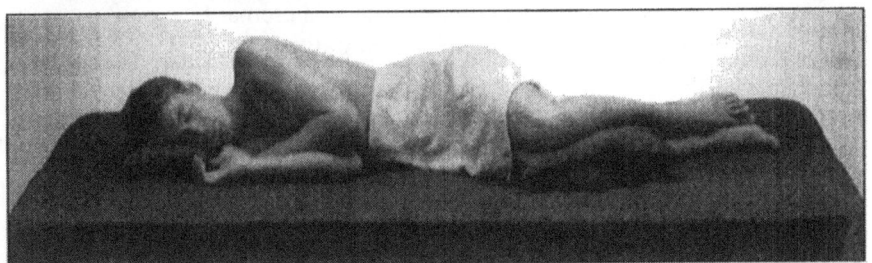

Ilustración 42 : *La posición echada de costado se recomienda especialmente a las personas con molestias del nervio ciático y mujeres embarazadas*

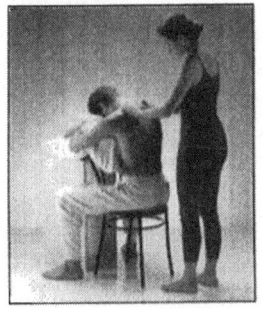

Ilustración 43 : *También se puede disfrutar del masaje estando sentado*

efecto curativo por sí mismo. Aún hoy en día algunos masajistas utilizan aceites o ungüentos con aditivos curativos.

Por lo general, el masaje requiere la utilización de una *sustancia lubricante,* ya que de lo contrario la piel estaría demasiado seca y las zonas con pelo no podrían recibir un masaje. Las sustancias aceitosas o grasas no son absorbidas por la piel con mucha rapidez, sino que dejan una película finísima. Gracias a ello, las manos pueden deslizarse por toda la piel, sin que se produzcan irritaciones dolorosas de la piel o cualquier movimiento brusco. Además de ello, todas las cremas y aceites de masaje cuidan la piel y las sustancias que contienen contribuyen a que el masaje tenga un efecto curativo.

El aceite de oliva, sin lugar a dudas, tiene propiedades curativas, pero a causa de su fuerte olor tan peculiar casi no se utiliza en la fabricación de aceites para masaje. Una elección de aceites base sin olor, que pueden ser mezclados con aceites etéricos que tengan un efecto terapéutico, la encontrará en la tabla 4. Ya que la crema no es fácil hacerla uno mismo —necesitará bastantes más ingredientes que para un aceite— deberá dirigirse a farmacias y tiendas de productos dietéticos.

Allí encontrará una amplia oferta de cremas de masaje, que son beneficiosas para la piel y están enriquecidas con sustancias naturales (por ejemplo, romero, caléndula, árnica).

Cuando utilice lubrificadores para el masaje, sean del tipo que sean, deberá tener en cuenta lo siguiente:

- Actúe de manera ahorrativa con el aceite y la crema. Una película muy fina es suficiente para hacer la piel dúctil. Si utiliza demasiada cantidad del producto hay peligro de escurrirse. Además, una gruesa capa de crema o de aceite influye sobre el tacto, lo cual puede hacer que a sus manos le pasen inadvertidas las pequeñas contracturas musculares y las transformaciones de los tejidos más profundos. Si ha puesto demasiada crema o aceite, ponga pañuelos de papel sobre la piel para que absorban el sobrante.

Al comprar los aceites, fíjese en el dosificador de la botella. En farmacias se pueden conseguir pequeños dosificadores de plástico que evitan que el líquido salga en exceso.

- No aplique los aceites directamente sobre la piel de su pareja, sino que vierta la sustancia primero en las palmas de sus manos. Este procedimiento no solamente evita que caiga demasiado producto sobre la piel, sino que también le ahorra a su pareja un estímulo sobre el cuerpo súbito e inesperado y un choque de frío, ante lo cual respondería con una contracción muscular de todo el cuerpo. Después de haberse frotado las manos con el aceite y haberlo calentado, repártalo con movimientos regulares por todo el cuerpo de su pareja.

- Ya que los aceites y cremas son absorbidos después de un tiempo, cuando se realice un masaje de todo el cuerpo, por nombrar un ejemplo, el aceite no se extenderá en las partes que vayan a ser tratadas a continuación. Si quiere darles un masaje a manos y pies, comience frotando las manos. Cuando haya terminado, el lubricante será aplicado sobre el brazo, etc. Para la mayoría de las zonas del cuerpo es suficiente con aplicar el aceite una vez. En las zonas más grandes, o en lugares especialmente velludos, por ejemplo las piernas y los brazos, debe añadirse un poco más de crema si es necesario.

El arte del masaje tiene sus reglas

Además del ambiente agradable, una postura echada adecuada, así como la utilización de lubricantes, es necesario observar ciertas reglas del masaje para hacer posible que el masaje desarrolle todo su efecto y poder curativo. Por esta razón, debería tener muy en cuenta los siguientes puntos:
- Prepare las manos que van a dar el masaje para su cometido.
- Durante el masaje, utilizar ambas manos y trabajar rítmicamente.
- Solamente dar el masaje sobre la piel y los músculos, nunca los huesos.
- Busque las contracturas musculares.
- Elija la técnica correcta y haga un masaje de una duración adecuada.

Las manos - los instrumentos de masaje más importantes

Antes de utilizar el producto de masaje y tocar el cuerpo de su pareja, debería observar primero sus manos: si tiene las uñas largas, las manos frías o lleva anillos, no le hará ningún bien a su pareja.

La regla de oro: las uñas no deben sobrepasar las yemas de los dedos y no se llevan joyas en los dedos durante el masaje (peligro de lesiones). Además, las manos deben tener una temperatura agradable, estar flexibles y suaves.

Para conseguir lo último, antes de empezar puede realizar los siguientes ejercicios con los dedos para calentarlos:

1- Consiga una pequeña pelota de goma, la cual apretará varias veces con la mano.

2- Separe los dedos al máximo, seguidamente cierre las manos en puño. Repita este ejercicio al menos 3 veces.

3- Apriete las palmas de las manos con fuerza una contra otra y fróteselas vigorosamente hasta que tenga sensación de calor.

4- Finalmente apoye las manos en las mejillas para comprobar su temperatura. Si aún no están lo bastante calientes, deberá realizar todos los ejercicios otra vez.

De la utilización de instrumentos

En cuanto sus manos estén flexibles y calientes y el aceite de masaje ya esté repartido por sus manos, toque con mucho cuidado el cuerpo de su pareja. Realice también un contacto interior y adapte sus manos a los contornos del cuerpo. Sienta sus formas, sus curvas y redondeces. Cuando el producto esté extendido puede empezar con las maniobras.

De forma general puede decirse que siempre debe tocarse el cuerpo con ambas manos, aun cuando la maniobra solamente se lleve a cabo con una sola mano. La otra mano que no participa en el masaje siempre está justo al lado. Ello confiere a la persona que recibe el masaje una sensación de seguridad. Sin embargo, no sería correcto apoyarse sobre la mano pasiva; solamente debe tocar el cuerpo con suavidad.

Al realizar las maniobras es de gran importancia que ambas manos sigan el mismo ritmo, también cuando cambien de una maniobra a otra. Las maniobras deben alternarse sin brusquedad y sin cambios súbitos. También esto da sensación de seguridad, ya que uno puede acostumbrarse lentamente al movimiento y seguirlo interiormente.

Notar y conocer el cuerpo

Los masajistas profesionales disponen de amplios conocimientos sobre la estructura y funcionamiento de nuestro cuerpo. Como aficionado no tiene por qué saber cada una de las denominaciones y finalidades de los diferentes músculos. Sin embargo, es de gran utilidad aprender a sentir y palpar el sitio donde se encuentra el músculo y cómo transcurren sus fibras, para ello le ayudará su tacto y también este libro.

Antes de dar un masaje es mejor que compruebe en Vd. mismo cómo se notan los músculos y dónde están sus límites. Coloque sus manos igualmente en las áreas óseas adyacentes (por ejemplo, sobre la musculatura extensora de la esplada y la columna vertebral) para notar dónde acaba el tejido muscular y dónde empiezan los huesos.

La regla fundamental dice que siempre debe realizarse el masaje sobre los músculos, nunca sobre los huesos.

Como aficionado deberá confiar principalmente en su sensibilidad y en el tacto de sus manos. Cuando aumente su experiencia en dar masajes se desarrollará automáticamente un sentido para determinar la estructura del tejido muscular, si existen contracturas y con qué técnicas puede hacer desaparecer la rigidez muscular. El masaje sobre aquellas zonas del cuerpo que solamente están recubiertas por una capa muscular muy fina debe ser siempre muy suave.

La regla dice que la presión y fuerza de las maniobras deben ser adecuadas a las condiciones físicas en cuestión.

Las zonas musculares amplias y carnosas, como por ejemplo las nalgas y los muslos, pueden resistir un masaje vigoroso, mientras que la presión debe ser mínima si sus manos se encuentran en un área del cuerpo con poca masa muscular, por ejemplo en el área del sacro en el extremo inferior de la columna vertebral. La columna vertebral misma no puede ser trabajada en absoluto, solamente los músculos a su derecha e izquierda (musculatura extensora de la espalda). *Además, todas las maniobras deben llevarse a cabo desde la periferia hacia el centro, es decir, con la corriente venosa y linfática hacia el centro del cuerpo en dirección al corazón.*

¿Cómo se notan las contracturas durante el masaje?

Para los masajistas con experiencia, las contracturas ya se manifiestan a través de señales visibles, como la postura del cuerpo en espalda y hombros. Un especialista suele ver a primera vista dónde se encuentran las contracturas. Durante el masaje es posible realizar un diagnóstico más exacto de la estructura y estado de los músculos, sobre todo cuando el cuerpo reacciona de forma evidente a los contactos curativos, lo cual indica la existencia de contracturas, espasmos y bloqueos.

Los síntomas de enfermedad, que incluso llaman la atención a una persona no entendida, son los siguientes:

- Sensación de dolor

Un músculo contraído suele doler mucho durante el masaje. La aparición de dolor constituye una de las indicaciones más importantes de la contractura. Se puede tratar de un dolor punzante o sordo. *Cuando aparezcan los dolores, trabajar primero el área muscular adyacente libre de dolor.* Después se volverá al centro de la contractura ejerciendo una muy ligera presión. De esta forma se estimula la irrigación sanguínea en el tejido circundante y se evita una excesiva sensación de dolor.

- Reacción de la piel

La reacción de la piel también da importantes indicaciones sobre el estado del tejido en la zona tratada. El grado de reacción cutánea varía según el grado de contractura muscular. En un músculo blando y relajado podrá observar un ligero enrojecimiento de la piel como reacción al masaje, ya que se ha estimulado la circulación de la sangre en esta zona. Si por el contrario trabaja una zona contraída y dolorida, se produce un aumento de la eliminación de productos del metabolismo acumulados, que afectan directamente los vasos y los dilatan también. Esto queda indicado en la piel por medio de una coloración de ésta rojo intenso hasta rojo oscuro.

- Estado de los músculos

Un músculo relajado es una masa de tejido relativamente blanda y elástica. Sin que produzca sensación de dolor, se puede levantar sin dificultad o efectuar su roce profundo y/o su amasamiento con los dedos.

Una contractura, por el contrario, hace que el músculo se vuelva duro y parecido a un cable metálico, con lo cual se tiene la sensación de realizar el masaje sobre un hueso en lugar de un músculo. Además, por medio de los roces profundos pueden palparse durezas musculares locales en forma de pequeños nudos o elevaciones en el tejido, mientras que el resto del tejido muscular es relativamente blando y elástico en otros puntos.

Elección de la técnica y duración del tratamiento

La elección de las *maniobras* viene determinada, en primer lugar, por la disposición física y mental de su pareja. Si su estado general es de tensión o nerviosismo, por ejemplo, debería utilizar maniobras tranquilizadoras como los roces superficiales y ligeras sacudidas de los músculos (vibración). Después de haber conseguido que reine una cierta relajación y tranquilidad puede dar comienzo a las técnicas más intensivas, como el roce profundo y el amasamiento. Si el estado general es de cansancio o laxitud, puede pasar inmediatamente de los roces superficiales para tomar contacto a las técnicas estimulantes y de efectos en profundidad.

Sin embargo, a la hora de elegir la técnica de masaje, es importante conocer el grado de contractura muscular y el cuadro de molestias. *La regla general de masaje dice aquí: Una maniobra vigorosa y realizada con gran presión estimula, mientras que movimientos de roce superficial suaves y regulares y las vibraciones tienen un efecto tranquilizador y relajante.* A medida que se va adquiriendo experiencia y conocimientos de las diferentes posibilidades de maniobras se desarrolla automáticamente la sensibilidad necesaria para aplicar aquellas más correctas.

La duración del tratamiento a base de masajes depende esencialmente de su propia tenacidad, del grado de contractura y de las necesidades recíprocas de la pareja. *Como regla fundametal podría decirse que un masaje de todo el cuerpo no debe prolongarse más de una hora u hora y media, un masaje parcial unos 30 minutos.* Porque no solamente se agota la capacidad de aguante de la persona que recibe el masaje, sino también la energía de la persona que lo realiza. Importante es también que el masaje no se lleve a cabo con prisas. Para un buen masaje se necesitan tranquilidad, concentración y tiempo suficiente.

EL MASAJE GENERAL

Dejarse mimar de la cabeza a los pies es una de las experiencias más agradables que nos proporciona el masaje. Un masaje general de todo el cuerpo es una cura de belleza interior, después de la cual nos sentimos completamente frescos y recuperados.

Un calor muy agradable inunda todo el cuerpo, los sentidos se tranquilizan, y rige un estado de total relajación. Podemos desconectar de nuestros problemas cotidianos, olvidarnos del estrés y acumular nuevas energías. Cuerpo y alma se encuentran en equilibrio. El modo de actuar del masaje general, a diferencia de los masajes parciales, es más global, ya que no se limita a ciertas partes del cuerpo, sino que influye positivamente sobre todo el organismo: la respiración se hace más profunda, más tranquila y regular; la piel y el tejido muscular están bien irrigados, de forma que su grado de tensión se normaliza. Y nuestros nervios cansados pueden tranquilizarse. Por estas razones, el masaje general beneficia a todas aquellas personas que sufren de estrés y llevan una vida agitada, sufren de mala circulación y tienden a sufrir trastornos del sueño a causa de su tensión interna. Pero también en los tiempos de crisis espirituales, un masaje de este tipo puede aliviar los estados depresivos y transformar en energía vital los sentimientos propios del parado.

El masaje general que aquí se presenta se compone de ejercicios seleccionados especialmente para este libro por la masajista Marianne Paschke (ver bibliografía). Los distintos apartados esán ordenados de tal manera que se sucedan fluidamente, lo cual fomenta de forma óptima el proceso de relajación física y psíquica. Naturalmente, también existe la posibilidad de introducir en el masaje de todo el cuerpo maniobras del masaje parcial (ver págs. 107 a 189). De esta forma puede desarrollarse un programa de masaje individual adecuado a las necesidades de la persona a la que se le efectúa el masaje.

Primeramente se trata la parte posterior del cuerpo, para lo cual la persona que va a recibir el masaje se echará cómodamente boca abajo (ver pág. 89).

Tenga preparado un aceite de masaje que esté de acuerdo con las necesidades espirituales y físicas de su pareja (ver tabla 2).

- Al comienzo acune la columna vertebral. Para ello no es necesaria la utilización de ningún lubricante, ya que se trata de movimientos oscilantes que se realizan por medio del contacto directo de las manos.

Empiece con la mitad izquierda del cuerpo, estando de pie o de rodillas a la izquierda de su pareja. Apoye la mano derecha en la zona inferior de la espalda (zona sacra), con la mano izquierda estabilice la nuca o colóquela entre los omóplatos. Ahora realice con la mano derecha algo abombada un movimiento de vaivén rápido y rítmico perdendicularmente a la espalda, balanceando el cuerpo ligeramente hacia un lado y otro. De esta forma hará que la parte inferior del cuerpo se vea sometida a un suave movimiento oscilatorio, gracias al cual la columna vertebral se relajará y estirará.

Tómese tiempo para este ejercicio (al menos 20 segundos), ya que su pareja primero deberá acostumbrarse al balanceo manteniéndose quieto. Evite

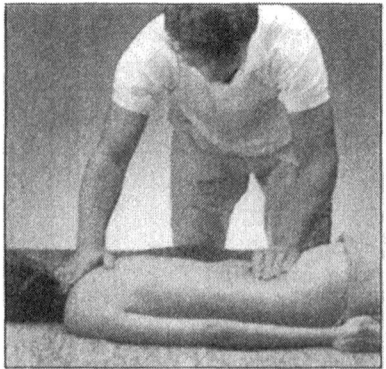

Ilustración 44 : *Con ligeros movimientos (hacia el lado y de vuelta al centro) conseguirá que la columna se balancee*

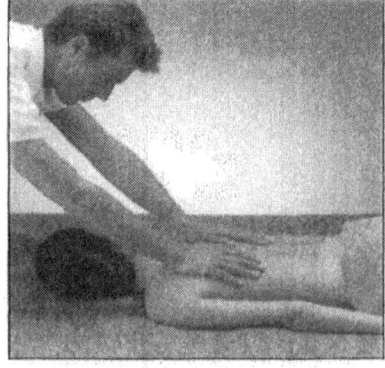

Ilustración 45 : *El masaje de roce superficial de la espalda lo realizará unas 3 veces, aumente cada vez el grado de presión*

los movimientos bruscos y una presión excesiva. Solamente hay que empujar con cuidado para balancear la pelvis y la espalda. Seguidamente cambie a la mitad derecha del cuerpo, que balanceará hacia el lado contrario.

- Para el masaje de roce superficial de la espalda que se realiza a continuación, póngase de pie o de rodillas delante de la cabeza de su pareja. Después de haberse frotado las manos con algo de aceite, apóyelas estiradas a derecha e izquierda de la columna vertebral, en la zona de los hombros. Incline el tronco ligeramente hacia adelante y ejerza la misma presión con ambas manos antes de rozar superficialmente hacia el sacro con ambas manos al mismo tiempo. Cuando haya llegado a él, separe las manos hacia la derecha y la izquierda sin interrumpir el movimiento, volviendo hacia el punto inicial rozando superficialmente los costados del cuerpo — su tronco seguirá este movimiento. Repita el masaje de roce superficial un total de 3 veces y aumente la presión en cada pasada.

- Seguidamente se realiza el masaje de roce superficial de los hombros: después de haber repartido el aceite de masaje, realice un masaje en profundidad de los hombros. Para ello gire la cabeza de su pareja con cuidado hacia el lado izquierdo, para poder tratar el hombro derecho. Sujete la nuca de su compañero para estabilizar así la zona de los hombros durante el masaje. Apoye la mano derecha al principio del arco que forma el hombro, al lado de la nuca. Ejerza presión sobre esta mano y efectúe un roce superficial con la palma de la mano a lo largo del hombro hasta la articulación del húmero. A continuación envuelva la articulación con un movimiento sin interrupción y haga que la mano ahora estirada vuelva a la raíz de la nuca.

Repita este masaje de roce superficial un total de tres veces, aumente la presión ejercida sobre el cuerpo de su compañero en cada pasada.

- Para el masaje con presión del hombro apoye ambos pulgares paralelamente sobre el espacio entre los omóplatos y los músculos que los rodean.

Los demás dedos descansan sobre el omóplato y lo estabilizan. Ahora presione con fuerza con las yemas de los pulgares planas sobre el tejido muscular (músculo trapecio) y manténgalos en esa posición durante unos breves momentos.

Seguidamente mueva los pulgares hacia las zonas adyacentes; ejerza presión sobre ellas. Cuando haya llegado al borde externo del hombro, deje que los pulgares vuelvan lentamente a su posición inicial. Repita la totalidad de este masaje de presión.

Como punto final gire la cabeza de su pareja con cuidado hacia la

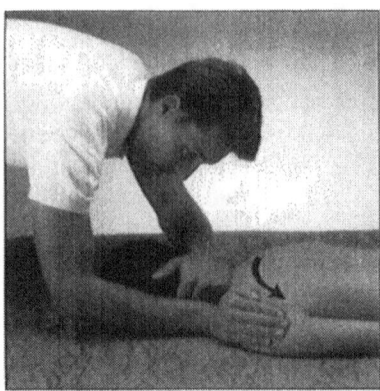

Ilustración 46 : *Con este roce superficial de efectos en profundidad seguirá realizando el masaje general*

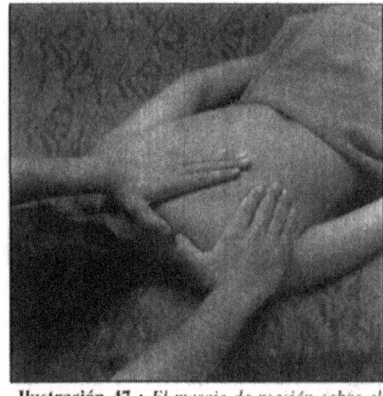

Ilustración 47 : *El masaje de presión sobre el hombro se llevará a cabo un total de dos veces*

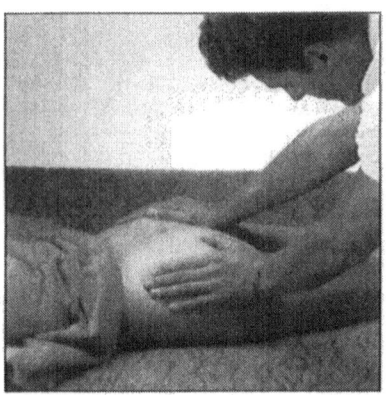

Ilustración 48 : *También en la región inferior de la espalda se realiza un masaje de roce superficial con las dos manos al unísono*

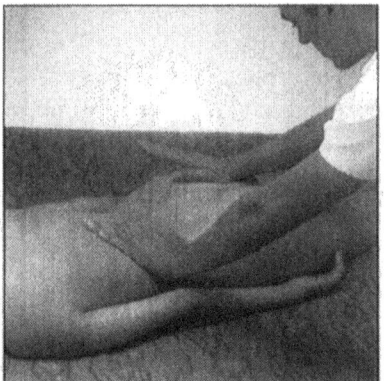

Ilustración 49 : *Mientras estabiliza el tronco con una mano, efectúe un roce profundo describiendo pequeñas espirales sobre la piel de las nalgas*

derecha para poder realizar este masaje de roce superficial y presión también sobre el hombro izquierdo (la posición de las manos será la contraria).

Repita el masaje de presión sobre el hombro un total de 2 veces.

- A continuación diríjase a las nalgas y realice allí un masaje de roce superficial. Para ello debe cambiar primero su posición: Colóquese de pie o arrodillado al lado derecho de su pareja. Frótese las manos con algo de aceite y apóyelas en la zona inferior de la espalda, en el borde de la pelvis. Inclinando el tronco ligeramente hacia adelante ejerza presión sobre ambas manos antes de moverlas hacia abajo, pasando por el borde superior de la pelvis y con una mano encima de una mitad de las nalgas, hasta el comienzo de los muslos. Entonces separe las manos para poder volver a la posición inicial pasando por los bordes externos de las nalgas (ambas manos describen un semicírculo).

Repita el masaje de roce superficial un total de tres veces.

- Después realice un masaje en profundidad de las nalgas. Para ello, apoye la mano derecha sobre el hombro derecho de su pareja para estabilizar el tronco. Con las almohadillas de la mano izquierda frote pequeñas espirales sobre la piel. Los roces profundos se realizan primeramente sobre la mitad derecha de las nalgas, desde afuera hacia adentro (hacia la articulación de la cadera) y desde allí hacia abajo (hacia el muslo). Entonces vuelva a la posición inicial con roce superficial y comience de nuevo los roces profundos en la dirección indicada. A continuación se realiza un masaje sobre toda la mitad izquierda de las nalgas, colocándose al lado izquierdo de su pareja y cambiando la posición de las manos correspondientemente.

- Para el masaje de la espalda póngase de pie o de rodillas a la izquierda de su compañero a la altura de las caderas. Apoye ambas manos sobre los músculos del borde de la pelvis, a derecha e izquierda de la columna vertebral. Incline el tronco ligeramente hacia adelante para poder ejercer presión con las manos. Ahora efectúe un roce profundo describiendo pequeñas espirales sobre la piel con ambos pulgares al mismo tiempo hacia arriba, en dirección a la cabeza. Trabaje lentamente sobre la totalidad de la espalda haste llegar a los hombros. Una vez allí haga que las manos apoyadas sobre la piel vuelvan a la posición inicial (ver ilustración 50).

Repita los roces profundos dos veces más.

- Ahora diríjase con el masaje de roce superficial hacia las piernas, de pie o de rodillas en el extremo izquierdo del lugar donde su pareja se encuentra estirada.

Después de haber extendido un poco de aceite por sus manos, colóquese lo más cerca de la pantorrilla

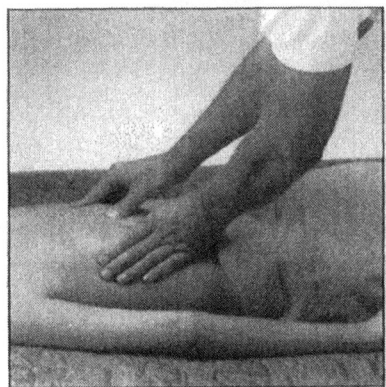

Ilustración 50 : *En el masaje de la espalda trabaje con los pulgares describiendo pequeñas espirales ascendentes*

izquierda a la altura del tendón de Aquiles. Ahora realice un roce superficial sobre la pierna con ambas manos al mismo tiempo, en dirección al borde de las nalgas, volviendo después a la posición inicial pasando las manos por el borde interno y externo de la pierna.

Repita este masaje de roce superficial un total de 3 veces.

- Después pase a un masaje de amasamiento: con la mano derecha sujete por debajo el tobillo izquierdo de su compañero y flexione la pierna. Mientras mantiene esta posición segura, sujete la musculatura inferior de la pantorrilla con la mano izquierda y amase con fuerza en dirección ascendente (hasta la cara posterior de la rodilla). Después pase a "sacudir" (movimiento de vaivén sobre la piel), presionar y "escurrir" (amasar profundamente) la musculatura del muslo hasta llegar al borde inferior de las nalgas.

Repita este proceso un total de 2 veces.

Al finalizar, apoye la pierna con cuidado sobre la base y realice el mismo masaje de roce superficial y amasamiento en la pierna derecha –– cambiar la posición de las manos como corresponde.

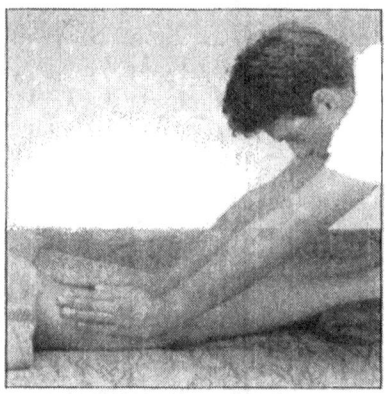

Ilustración 51 : *También en la cara posterior de la pierna comience con un masaje de roce superficial*

- El masaje de la parte posterior del cuerpo finaliza con el masaje de las plantas de los pies. Utilice para ello muy poco aceite. Sujete el pie derecho con ambas manos, de forma que

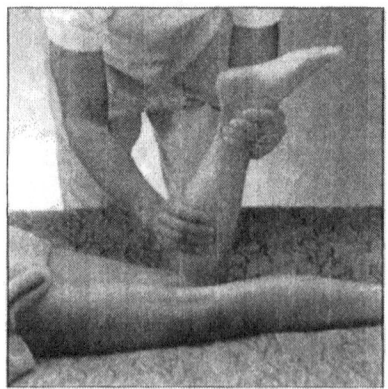

Ilustración 52 : *Para un masaje de amasamiento flexione la pierna que va a ser tratada*

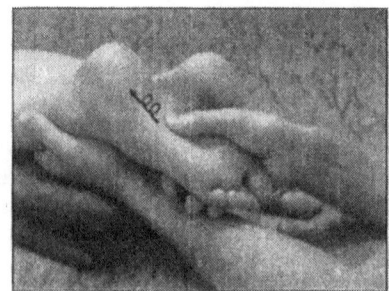

Ilustración 53 : *También para el masaje de las plantas del pie realice pequeños movimientos en espiral*

los pulgares se encuentren uno al lado del otro justo debajo de los dedos de los pies. Con ambos pulgares, roce profundamente dibujando pequeñas espirales sobre la planta del pie en dirección al talón. Después, los pulgares se deslizan hasta la posición inicial, para comenzar desde allí de nuevo con los roces profundos.

Todo el proceso se repite un total de 3 veces.

Seguidamente realice del mismo modo un masaje de la planta del pie izquierdo.

Con ello finaliza el masaje de la cara posterior del cuerpo, y Vd. tratará ahora la cara anterior. Después de que su pareja se haya girado estirándose boca arriba, siga con el masaje de pies y piernas; colóquese de pie o de rodillas al lado derecho de los pies.

- Para el masaje de roce superficial de las piernas y los pies, apoye las manos, sobre las que ya se ha aplicado el aceite, sobre el empeine del pie derecho cerca de las articulaciones de los dedos. Ahora roce superficialmente con ambas manos al mismo tiempo hacia arriba, sobre el empeine del pie, la pierna y el muslo.

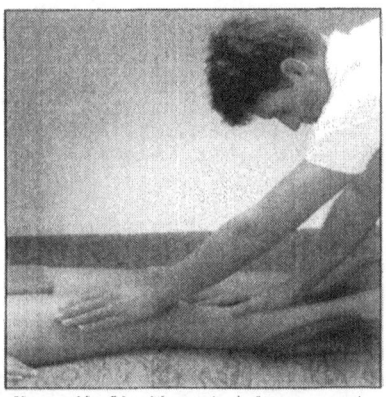

Ilustración 54 : El masaje de la cara anterior del cuerpo comienza con un masaje de roce superficial de pies y piernas

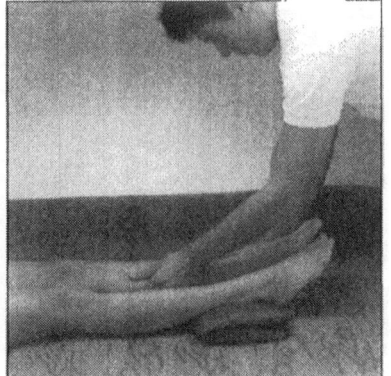

Ilustración 55 : Cuando realice un masaje sobre la musculatura de la pantorrilla, estabilice la pierna con su otra mano. Para el tratamiento de los músculos del muslo necesitará ambas manos

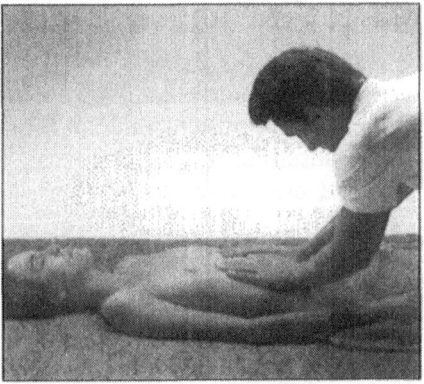

Ilustración 56 : Para el masaje de roce superficial del tronco apoye ambas manos sobre el vientre, roce superficialmente pasando por el centro del tronco hacia arriba hasta el cuello y baje por los costados hasta la posición inicial

Después deje que sus manos bajen lentamente por el lado interno y externo de la pierna, pasando por encima de los dedos del pie. Con un rápido movimiento apoye las manos de nuevo sobre el empeine y repita los roces superficiales otras dos veces.

- A continuación se da paso a un masaje en profundidad de las piernas: con la mano derecha estabilice el pie en la zona del tobillo. Apoye el pulgar de su mano izquierda en el lado externo de la pierna sobre la musculatura lateral de ésta. Roce profundamente ahora con la yema del pulgar describiendo grandes espirales sobre la piel en dirección ascendente (ver ilustración 53). Cuando haya llegado a la articulación de la rodilla, interrumpa brevemente el contacto con la piel; apoye los pulgares de nuevo sobre el muslo. Ya que el músculo del muslo es muy grande, deberá usar el pulgar de la mano izquierda como ayuda. Con grandes movimientos en espiral de ambos pulgares trabaje subiendo hasta el extremo superior del muslo. Después deje que sus manos vuelvan a la posición inicial. Repita los roces profundos de la misma forma.

Al terminar, cambie a la pierna izquierda y realice el masaje dos veces.

- Seguidamente apoye las manos en un punto más alto y realice el masaje de roce superficial del vientre y pecho: de pie o de rodillas mejor a la izquierda de su pareja a la altura de las caderas.

Apoye sus manos con aceite sobre la mitad inferior del tronco y roce superficialmente con cuidado sobre el vientre y el centro del tórax hasta el comienzo del cuello, a la altura de las clavículas. Después desli-ce sus manos por encima del hombro derecho e izquierdo hacia el costado, volviendo a la posición inicial (ambas manos describen un semicírculo).

Repita este ejercicio un total de 4 veces.

- Luego centre su atención en las palmas de las manos. Ya que se encuentra en el lado izquierdo, tome primero la mano izquierda de su pareja en sus manos de forma que sus pulgares se junten en la zona de las articulaciones de los dedos. Ejerza una ligera presión con

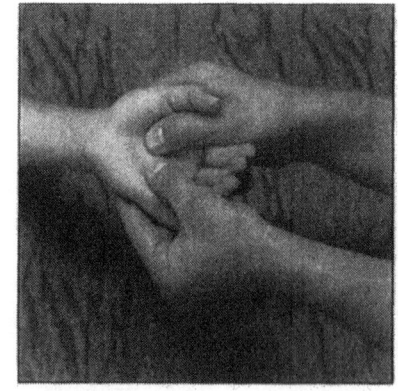

Ilustración 57 : *El masaje de las palmas de las manos se realiza con una suave presión de los pulgares*

sus pulgares y con un movimiento ascendente roce profundamente dibujando pequeñas espirales en la piel. Cuando haya llegado a la muñeca, deje que ambos pulgares vuelvan hacia las articulaciones de los dedos.

Repita el proceso un total de 3 veces.

- En el ejercicio que se realiza a continuación, ejercerá presión sobre el brazo. Estabilice la mano izquierda de su pareja sujetando la muñeca con su mano izquierda. Ahora sujete el antebrazo derecho con su mano derecha

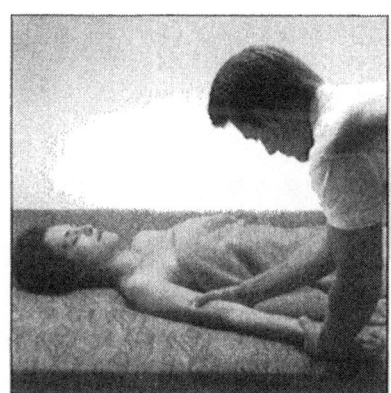

Ilustración 58: *Para amasar el brazo roce con la mano ejerciendo algo de presión hasta llegar a la axila*

de tal forma que el pulgar se encuentre arriba y el resto de los dedos rodeen el brazo. Roce superficialmente el brazo hacia arriba hasta el sobaco ejerciendo una ligera presión. Entonces deje que la mano se deslice en la misma posición hacia el punto donde se encontraba.

Repita esta operación un total de dos veces.

A continuación cambie al brazo izquierdo, aplique un masaje primero sobre la palma de la mano y ejerza seguidamente presión sobre el brazo derecho.

- Después se realiza el estiramiento de nuca y hombros. Colóquese de pie o de rodillas en el extremo de la base sobre la que se encuentra su pareja.

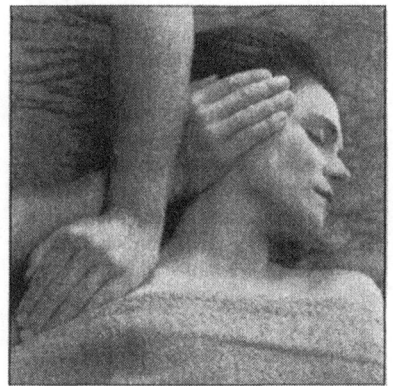

Ilustración 59 : *El estiramiento de nuca-hombros también se denomina maniobra de cruce-estiramiento Ejerciendo una ligera presión sobre las manos colocadas en cruz se estira la musculatura*

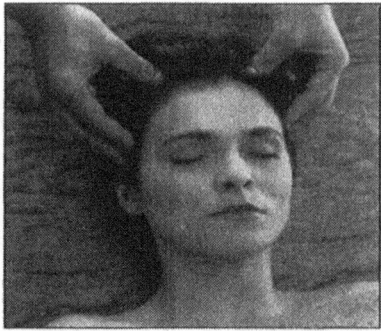

Ilustración 60 : *El masaje del cuero cabelludo suele resultar muy agradable*

Primero gire con cuidado la cabeza de su compañero hacia la izquierda. A continuación sujete con su mano derecha la cabeza en el punto donde nace el pelo y con su mano izquierda la articulación del hombro derecho (los brazos se cruzan). Ahora ejerza presión con las manos, de for-

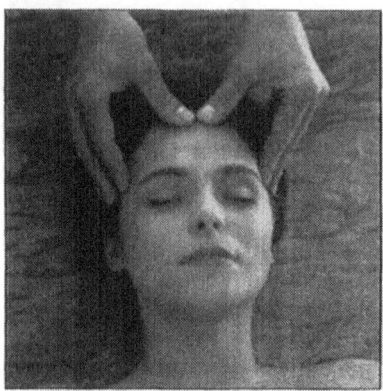

Ilustración 61 : *Con roces superficiales suaves en dirección horizontal realice un masaje de toda la cara*

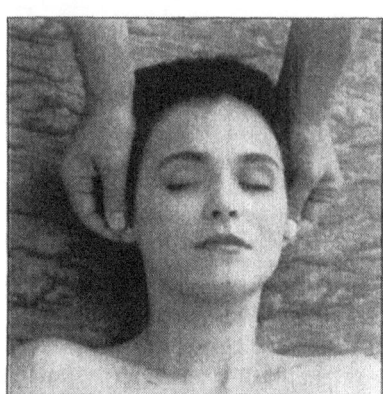

Ilustración 62 : *En el masaje de las orejas debería actuar con especial cuidado y compenetrarse con su pareja Pero no tenga miedo también estas maniobras resultan muy agradables si se llevan a cabo correctamente*

ma que se separen ligeramente, lo cual produce un estiramiento en la zona derecha de nuca-hombros. Mantenga esta posición durante unos segundos, haciendo desaparecer entonces la presión; repetir un total de tres veces.

A continuación realice un estiramiento del lado izquierdo, para lo cual gire la cabeza de su pareja hacia la derecha apoyando las manos en sentido contrario.

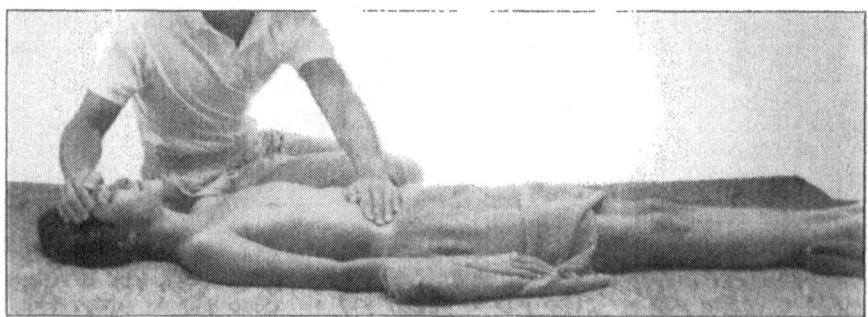

Ilustración 63 : *Al final del masaje general, establezca una conexión interior entre la cabeza y el vientre*

- Seguidamente realice movimientos circulares sobre el cuello cabelludo de su pareja: sujete la cabeza con ambas manos y realice movimientos giratorios con las yemas de los dedos sobre el cuero cabelludo. Como en el lavado de la cabeza, trabaje lentamente sobre toda la cabeza, al principio suavemente, después con algo más de vigor (ver ilustración 60).

- Después del masaje del cuero cabelludo, dirija su atención a la cara:

Apoye ambos pulgares en el centro de la frente, y con una presión moderada realice un roce superficial desde el centro hacia afuera, hasta el nacimiento del pelo. Con estos roces superficiales horizontales realice un masaje de toda la cara hasta llegar a la mandíbula. Actúe muy lentamente y con mucho cuidado y no repita este ejercicio.

- Para el masaje de las orejas que viene a continuación, sujete ambas orejas con el pulgar y el índice y estire con mucho cuidado hacia abajo y afuera. Después someta las orejas a un roce profundo con sus dedos, con mucho cuidado y movimientos lentos.

- Para finalizar el masaje general debe afianzarse la sensación de unión interior. Para ello apoye una mano sobre la frente de su pareja y la otra sobre su vientre. Pídale a su pareja que mentalmente respire hasta el abdomen manteniendo los ojos cerrados. Intente ajustar el ritmo de su respiración a la de su pareja. Cierre también los ojos y quédese en esta postura durante un rato. Termine el ejercicio pasados unos 30 segundos.

Después del masaje general es necesario realizar una pausa de descanso durante al menos 15 minutos, para que la relajación y la sensación de bienestar puedan penetrar bien.

EL MASAJE DE CARA Y CABEZA

El tacto curativo de la cabeza y la cara tiene por lo general un efecto tranquilizador y relajante. Este efecto beneficioso lo es especialmente para aquellas personas que tienden a resolver sus problemas cotidianos principalmente "con la cabeza". Esta estrategia, no siempre muy práctica, puede provocar a menudo enormes tensiones en la región de la cabeza. Nuestro cráneo está recubierto por una fina capa muscular que puede reaccionar al estrés interior con contracturas.

Las neuralgias producidas por la tensión son una de las dolencias cotidianas más comunes. La sensación de dolor no es muy acusada y se manifiesta a menudo en la impresión de estar llevando un casco que aprieta toda la cabeza. A menudo, estas molestias se acompañan de trastornos del sueño y estados depresivos, lo cual influye sobre la disposición de ánimo. La migraña podría ser considerada la forma más extrema de neuralgia y afecta en occidente aproximadamente a un 6% de las personas — a las mujeres tres veces con más frecuencia que a los hombres.

En el caso de padecer de neuralgias producidas por la tensión, se puede observar que después de haber recibido un masaje de cara y cabeza no solamente desaparecen los síntomas, sino que incluso la tensión parece desaparecer de todo el cuerpo. Si existe migraña, por medio del masaje se puede conseguir al menos un alivio de las importantes molestias.

La cara refleja nuestro ser, su belleza y su unicidad. Esta parte del cuerpo suele someterse a las agresiones del mundo sin ninguna protección y hace evidente lo que sentimos, pensamos y cómo reaccionamos ante ciertas personas y situaciones. Un gran número de pequeños músculos llevan a cabo este juego de muecas como expresión de las vivencias interiores: dan a nuestra cara una expresión triste, malhumorada, cansada, enfadada, satisfecha, contenta o feliz. La cara refleja inequívocamente las molestias consecuencia, por ejemplo, de las neuralgias provocadas por la tensión y la migraña: todos los músculos faciales, especialmente los músculos alrededor de los ojos y los de la mandíbula, están en tensión; las arrugas en el nacimiento de la nariz indican la existencia de dolores. Los ojos dan la impresión de más pequeños y reflejan la intranquilidad interna; la boca está en gran tensión, los labios se cierran con fuerza. Además, el color de la cara y el aspecto de la piel hablan un lenguaje claro: durante un ataque de dolor de este tipo, la cara está desacostumbradamente pálida o tiene un rubor que llama la atención. Toda la cara parece una máscara— inmóvil y rígida.

No todas las características descritas se presentan siempre de forma tan extrema cuando se padecen dolores de cabeza, a veces solamente es la región de los ojos la que se encuentra en tensión, mientras que la boca y la mandíbula están bastante relajadas. La situación y el grado de la contracción se rigen a menudo según los siguientes aspectos: cuando no queremos ver algo, cuando miramos el futuro con preocupación y desconfianza, la tensión se centra principalmente en la región de los ojos. Si por el contrario nos resistimos a enfrentarnos a las sensaciones incómodas, los pensamientos que pesan sobre nosotros o los conflictos internos, a menudo son los músculos de la mandíbula y la barbilla los que están contraídos y producen dolor. Si nos rompemos la cabeza constantemente o algo no nos quiere entrar en la cabeza, nuestra cabeza reacciona con fuertes contracciones musculares. Un masaje intensivo de cara y cabeza consigue que la tensión muscular desaparezca y estimula la circulación sanguínea. El dolor de las neuralgias cede, toda la cara tiene un aspecto relajado, irradia frescor y presenta un bonito color. Algunas caras parecen mucho más jóvenes después del masaje, ya que las arrugas producidas por la tensión han podido ser eliminadas de forma natural. Por esta razón, un masaje de la cara constituye un verdadero tratamiento de belleza, que uno mismo puede hacer por la mañana al levantarse o antes de salir a cenar fuera. Un masaje de tan solo 15 minutos es suficiente para estimular la circulación sanguínea y linfática, lo cual proporciona al cutis un tono de frescor y hace desparecer las ojeras y las arrugas de preocupación.

Pero de ninguna manera se agota aquí el efecto curativo del masaje

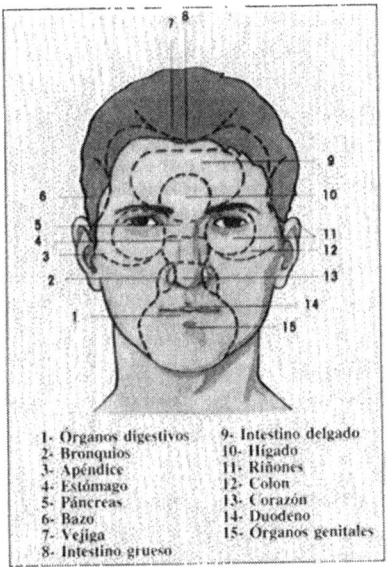

1- Órganos digestivos
2- Bronquios
3- Apéndice
4- Estómago
5- Páncreas
6- Bazo
7- Vejiga
8- Intestino grueso
9- Intestino delgado
10- Hígado
11- Riñones
12- Colon
13- Corazón
14- Duodeno
15- Órganos genitales

Ilustración 64 : *Determinadas zonas de nuestra cara están en conexión con los órganos internos Ello puede aprovecharse desde el punto de vista terapéutico*

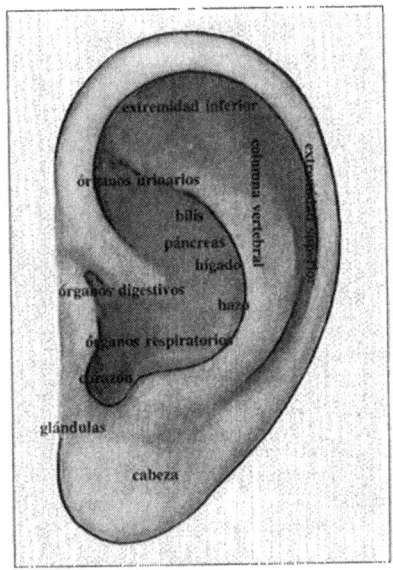

Ilustración 65 : *También en las orejas se encuentran diferentes zonas que están en conexión refleja con los diferentes órganos*

facial. En la medicina tradicional china, la cara también desempeña un papel importante en el diagnóstico y el tratamiento de dolencias físicas y mentales.

De forma similar a lo que ocurre en los pies (ver ilustración 26), los versados en medicina chinos dividieron la cara y las orejas en diferentes zonas, que están en conexión refleja con los órganos internos.

Cuando se realiza un masaje de las orejas, la cara y la cabeza, también se influye sobre las funciones de órganos internos vitales. Esta especie de efecto a distancia es una de las particularidades del masaje facial.

Si debe darse un masaje exclusivamente sobre la cabeza y la cara, la postura del cuerpo debe ser cómoda (ver masaje en pareja) y el resto del cuerpo debe mantenerse caliente con la ayuda de mantas. La persona que realiza el masaje debe colocarse de pie, de rodillas o sentada al lado de la cabeza de la persona que recibe el masaje.

Para el masaje de la cara y la cabeza, utilice una mínima cantidad de aceite o crema, ya que la superficie sobre la que se lleva a cabo es muy pequeña. Comience con el tratamiento de la cara, a continuación se realiza el de la cabeza.

Dolencias para las que un masaje de cara y cabeza supone un alivio
- Neuralgias producidas por la tensión - Migraña - Estados de agotamiento y tensión general en todo el cuerpo - Retenciones linfáticas en la zona de la cara - Obstrucciones de los senos nasales accesorios (sin fiebre) - Resfriados (sin fiebre)
Además, el masaje de cara y orejas estimula las funciones de los órganos internos.

Tabla 5 : *Efectos del masaje de cabeza y cara*

Lo que debe tenerse en cuenta:

Las distintas maniobras se subdividen en tres o cuatro unidades correlativas, de las cuales aparece al menos una en la ilustración. Esta subdivisión permite una consecución fluida y rítmica de las diferentes maniobras de masaje.

Por principio, debería observar un determinado orden de las maniobras, que es roce superficial, roce profundo, amasamiento y de nuevo roce superficial. De esta forma, primero toma contacto y tranquiliza, estimulando después y ablandando, para al final volver a tranquilizar y relajar.

- Con roces superficiales rítmicos y fluidos establece el primer contacto, repartiendo el aceite de masaje de forma uniforme por toda la cara. Para ello coloque las manos sobre la zona de cuello y barbilla con cuidado. Deje que sus manos permanezcan allí durante unos segundos para que su pareja pueda acostumbrarse al contacto.

Seguidamente mueva las dos manos al mismo tiempo hacia las orejas ejerciendo una ligera presión. Manténgalas allí durante unos segundos. El roce superficial se traslada ahora por encima de las mejillas y sienes hacia la frente. Note las formas de la cara, deje que las manos se deslicen sencillamente por ellas.

Cuando se haya llegado a la frente, los dedos rozan la cara desde sus extremos hacia el centro. Los dedos de ambas manos se encuentran, descansan

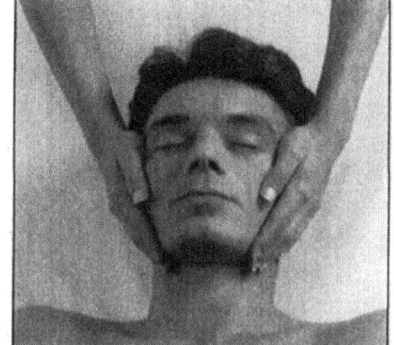

Ilustración 66 : *Comenzando con el masaje de roce superficial se establece contacto y se tranquiliza*

unos momentos y se separan de nuevo en dirección a las sienes. Después deje que sus manos se deslicen lentamente hasta su posición inicial en la zona de cuello-barbilla, para desde allí repetir los diferentes movimientos.

Repita el movimiento un total de 3 veces.

- Después de haber repatirdo el lubricante por toda la cara gracias a los roces superficiales, apoye las yemas de los dedos de ambas manos sobre las sienes. Ejerza una ligera presión con los dedos y realice pequeños movimientos giratorios (en sentido contrario a las agujas del reloj) del centro hacia los extremos. Para llegar a las sienes sin interrupciones debe abrir el círculo y realizar pequeños movimientos en espiral con las yemas de los dedos.

Cuando haya llegado a las sienes, repita los roces supeficiales en pequeños círculos sobre la piel. Ya que las tensiones se hacen notar de forma dolorosa especialmente en la zona de las sienes, puede aumentar ligeramente la presión y realizar un masaje intensivo en esta área. Si su pareja siente dolor, debe reducir la presión y describir círculos sobre la zona con cuidado. Pasados un par de segundos abra de nuevo los círculos, deje que las yemas de sus dedos rocen superficialmente la piel describiendo espirales, dirigiéndose lentamente hacia las mejillas.

Ya que en la zona de las mejillas se encuentran gran número de vasos linfáticos, la presión ejercida debe ser muy baja. Describa pequeñas espirales pasando por las mejillas hacia la nariz y oblicuamente hacia abajo en dirección a la mandíbula. Con ayuda de la técnica de roce profundo puede sentir si los músculos están endurecidos y en tensión.

Por esta razón ponga mucha atención en ésta área, describiendo unos círculos lo más pequeños posible y aguzando el sentido del tacto. Después se encontrarán los dedos de ambas manos en la barbilla, debajo de la boca. Describa pequeños círculos sobre la piel también en este punto.

Entonces los círculos pasan a ser espirales, sus dedos se mueven oblicuamente hacia arriba, hacia las orejas. Cuando hayan llegado hasta éstas, interrumpa los roces profundos, deje que sus dedos descansen un par de segundos y realice roces superficiales hacia la frente y las sienes ejerciendo la mínima

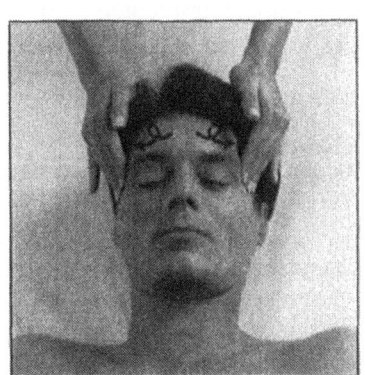

Ilustración 67 : *Los roces profundos ayudan a eliminar tensiones en la cara - esta forma de relajación resulta muy agradable a prácticamente todo el mundo*

presión. Sus manos habrán vuelto a la posición inicial.

Repita estos movimientos otra vez describiendo los círculos en el sentido de las manecillas del reloj.

Cuando haya terminado con los roces profundos sobre la cara, sus manos se encontrarán en la frente. Seguidamente se lleva a cabo un amasamiento ligero con las yemas de los dedos de los pulgares e índices de ambas manos. Esta técnica relaja el tejido muscular y estimula mucho la circulación sanguínea. Ya que la frente misma no puede ser amasada, empiece con el arco de las cejas. Con el índice y el pulgar de las dos manos presione con cuidado las cejas longitudinalmente y suéltelas des-pués. Presionando y soltando alternativamente trabaja centímetro a centí-metro desde el nacimiento de la nariz hasta la sien a lo largo de las cejas.

A continuación se realiza el amasamiento de las mejillas. Levante levemente los músculos con el pulgar y el índice y amáselas cuidado-samente con las yemas de estos dedos. Trabaje desde afuera hacia adentro y después desde adentro hacia afuera, es decir, desde las sienes hacia la nariz, desde la nariz en dirección a las orejas y de vuelta hacia la man-díbula. El músculo de la mandíbula puede amasarlo un poco más fuerte, ya que hay más masa muscular.

Después de haber trabajado toda la zona de la mandíbula amasándola con las yemas de los dedos, cubra la cara con ambas manos; realice un roce superficial sobre las mejillas y las sienes subiendo hacia la frente, hasta volver a la posición inicial.

Ya que esta técnica estimula de forma notable, la unidad de ejercicio solamente se debería repetir una vez.

- Para completar el masaje de la cara realice un masaje de la frente, las mejillas y la mandíbula con roces superficiales de efecto profundo. Esta maniobra tiene un efecto estimulante y relajante al mismo tiempo: la sangre y los líquidos linfáticos son puestos en mo-vimiento, el estiramiento de la piel y el tejido muscular hace aparecer una sen-sación de relajación, lo cual contribuye a conseguir una relajación general y a aliviar los dolores de cabeza provocados por la tensión y por la migraña.

Apoye sus pulgares sobre el lomo de la nariz y realice un roce superficial con una ligera presión por encima de los ojos hacia las sienes. Después de una pequeña pausa los pulgares se deslizan

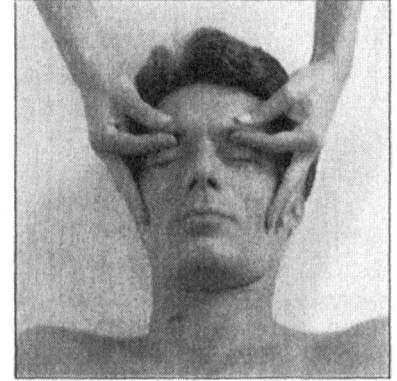

Ilustración 68 : *Con este ligero amasamiento de la cara con la yema de los dedos se estimula la circulación sanguínea*

de vuelta al centro de la frente. Empuje los pulgares ligeramente hacia arriba, hacia la zona que aún debe ser tratada y efectúe un roce superficial desde el centro hacia los extremos, hacia el nacimiento del pelo.

Realice estos roces superficiales durante el tiempo necesario para llegar al borde superior de la frente.

Después se trabaja en profundidad las mejillas y la zona de la mandíbula. Para ello apoye los pulgares a derecha e izquierda de la nariz y efectúe roces superficiales hacia los extremos, las orejas. A continuación coloque los pulgares un poco más abajo, al lado de las comisuras de la boca y efectúe el roce superficial a lo largo de la mandíbula.

Repita el proceso un total de 3 veces.

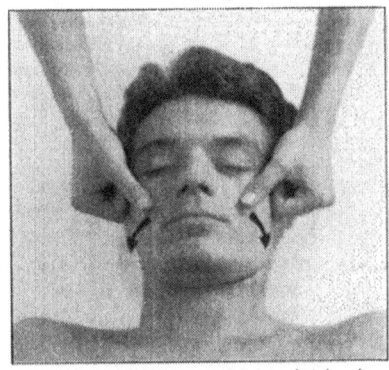

Ilustración 69 : *Los roces superficiales de efecto profundo estimulan y relajan al mismo tiempo*

- Para finalizar esta unidad de ejercicio abombe las manos y apóyelas encima de la cara — la nariz permanece libre — y déjelas en esa posición durante unos momentos. Intente notar cómo sale calor de sus·manos y cómo produce una agradable sensación sobre la cara de su pareja.

- A continuación del tratamiento de la cara, se lleva a cabo el masaje de la cabeza. Colóquese de pie o de rodillas en el extremo del lugar donde se encuentra su pareja.

Apoye las manos sobre la frente de su pareja y efectúe un roce superficial subiendo hasta el nacimiento del pelo.

Entonces coja con ambas manos un mechón de pelo y estire con cuidado. Este procedimiento se realiza primero en la parte superior de la cabeza, pasa hacia los lados y continúa en la parte posterior de la cabeza.

La acción de estirar el pelo no debe resultar dolorosa, sino dar un sentimiento de liberación, como si se estirara de las tensiones de la cabeza.

- Sujete la cabeza con ambas manos y gírela con cuidado hacia el lado izquierdo. Mientras que la mano izquierda estabiliza la cabeza por debajo, con las yemas de los dedos de la mano derecha se llevan a cabo pequeños movimientos giratorios sobre el cuero cabelludo (como se hace al lavar la cabeza). Las yemas de los dedos descansan planas sobre la piel y el masaje se realiza con una presión un tanto vigorosa. Trabaje lentamente sobre toda la mitad derecha del cráneo. Los círculos se describen primeramente en el sentido de las manecillas del reloj, al volver al centro del cráneo en sentido contrario. Seguidamente gire la cabeza y realice el masaje sobre la mitad izquierda, con la mano derecha estabilizando la cabeza lateralmente.

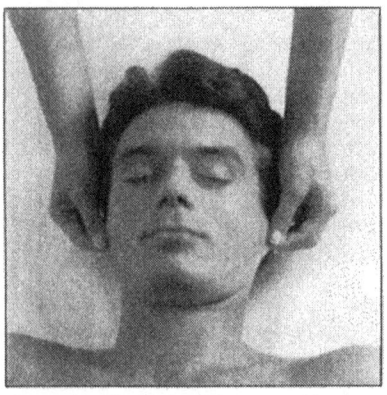

Ilustración 70 : *Después de estirar del pelo y realizar un masaje de presión en círculos, se termina con un masaje de las orejas*

- Amase las orejas con el pulgar y el índice, desde el lóbulo de la oreja hacia los bordes superiores. Entonces roce con las yemas de los dedos medios con fuerza dentro de los pabellones auditivos y alrededor de toda la oreja.

Repita todo el masaje de la cabeza 2 veces más.

- El final del masaje de cara y cabeza lo constituye una maniobra muy especial y muy útil para establecer una conexión interior entre la cabeza (centro de la razón) y el vientre (centro de las sensaciones).

Para ello colóquese de pie o de rodillas al lado de su pareja. Apoye una mano sobre la frente, mientras que la otra descansa debajo de las costillas sobre el vientre. Pida a su pareja que inspire y espire lenta e intensamente para centrar la atención en el contacto de sus manos. Debe imaginarse mentalmente que la cabeza y el tronco forman una unidad y que la enegía fluye regularmente desde arriba hacia abajo y desde abajo hacia arriba. Pasado un minuto aproximadamente separe las manos del cuerpo con cuidado.

Para poner punto final al masaje de cara y cabeza, la persona que lo ha recibido debería permanecer al menos diez minutos con los ojos cerrados, bien tapado y en una postura cómoda.

MEDIDAS COMPLEMENTARIAS

Si su compañero está resfriado, tiene ojeras y los senos congestionados, puede aumentar los efectos generales del masaje por medio del drenaje linfático. Ya que precisamente es la congestión de los senos laterales de la cara la que produce los dolores de cabeza en toda la zona de cara y cabeza, el drenaje linfático, la digitopresión sobre ciertos puntos, así como las fricciones con determinados aceites aromáticos, aumentan el efecto curativo del masaje facial.

El drenaje linfático

Especialmente cuando se está resfriado, pero también cuando se sufre de estrés, se produce la congestión del sistema linfático tan ramificado por cara y cuello. Un drenaje linfático realizado con cuidado consigue que los líquidos linfáticos fluyan de nuevo y la zona se descongestione. Las maniobras necesarias puede realizarlas sin problemas después de los roces profundos y los amasamientos.

Apoye los dedos índice de ambas manos sobre la parte superior del nacimiento de la nariz. Realice roces superficiales con rápidos movimientos de los dedos hacia la frente.

A continuación coloque los índices al comienzo del arco de las cejas, un poco más abajo de éstas. Ejerza una ligera presión con las yemas de los dedos y manténgase un par de segundos en esta posición. Entonces levante ligeramente los dedos y córralos un poco a lo largo de la ceja. Las acciones de presionar y levantar los dedos se suceden tranquilamente hasta haber llegado a las sienes.

Las índices se apoyan a derecha e izquierda de la nariz (algo más abajo de las ojeras). Preste mucha atención al ángulo de sus dedos, que no debe ser demasiado pronunciado ya que si no la presión sería excesiva. La yemas apoyadas planas efectúan suaves roces superficiales hacia afuera hasta el extremo de los huesos de las mejillas. Entonces apoye los dedos un poco más abajo y siga realizando los mismos roces hacia afuera. Siga efectuando los roces oblicuamente hasta llegar a la zona de la barbilla.

Las yemas de los dedos índice y medio de ambas manos descansan a la derecha y la izquierda de las aberturas de la nariz. Ejerza una ligera presión sobre los dedos y describa pequeñas espirales sobre la piel. Con estos movimientos trabaje milímetro a milímetro oblicuamente hacia abajo, en dirección al borde exterior de la mandíbula. Ya que los nudos linfáticos más importantes se encuentran en el cuello, los cuidadosos roces profundos se realizan pasando por encima de la mandíbula hasta el comienzo de los hombros.

La reflexoterapia podal contra la congestión linfática

Un método igualmente muy efectivo para estimular el flujo linfático de forma general es el masaje de determinadas zonas localizadas en pies y manos. Ya que para realizar el masaje de estas zonas no se depende de la ayuda de la pareja, estas zonas pueden ser tratadas por uno mismo cuando se desee. Se encuentran tanto en las manos como en los pies, en la zonas interdigitales entre los dedos de los pies y de las manos.

En el masaje de las manos simplemente debe estirar los dedos hasta poder presionar esas zonas con fuerza con el pulgar y el dedo índice de la otra mano y estirarlas hacia afuera. El masaje de los pies se realiza de la misma forma con el pie descalzo...

Debería dedicarle un minuto a cada mano y cada pie.

Si los líquidos linfáticos están retenidos, el masaje de los espacios entre los dedos del pie y de la mano producirá mucho dolor. Por tanto, adecue

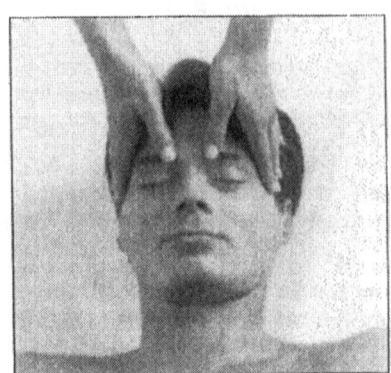

Ilustración 71: *El drenaje linfático aumenta la efectividad del masaje facial*

la intensidad del tratamiento a su sensación de dolor o la de su pareja.

La digitopuntura contra los dolores de cabeza y los resfriados

En la zona de la cara se encuentran numerosos puntos, con cuya ayuda se pueden solucionar los síntomas derivados de los resfriados y los dolores de cabeza.

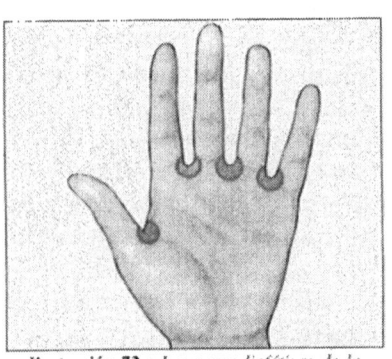

Ilustración 72 : *Las zonas linfáticas de la mano*

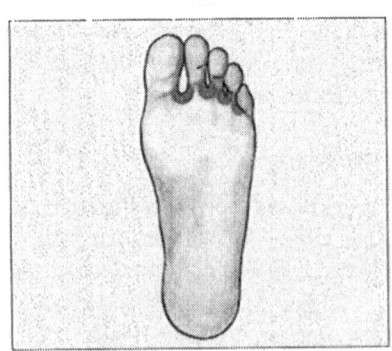

Ilustración 73 : *Las zonas linfáticas del pie*

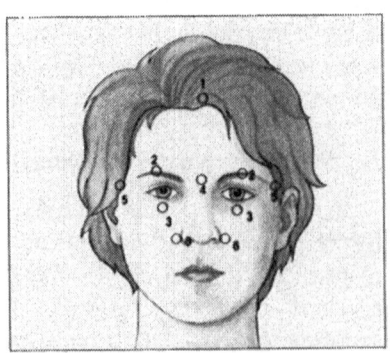

Ilustración 74 : *Distintos puntos de la cara para la digitopuntura*

Aun cuando no tenga a nadie que pueda ayudarle, pero sufre de los síntomas mencionados, puede realizar la digitopuntura Vd. mismo sin ningún inconveniente. En el masaje en pareja se presionan estos puntos al final del masaje facial, es decir, después de los roces superificiales. La mayoría de los puntos aparecen a pares. Por esta razón, con las yemas de los dedos de ambos dedos índice presione a la vez los puntos que aparecen en la ilustración 74 en el orden indicado.

Durante la digitopresión permita que la duración de la presión sea de cinco a ocho segundos.

Desde los ojos, desde la cabeza: un ejercicio de relajación

Cuando se sientan neuralgias alrededor de la zona de los ojos, en las sienes y en la frente, el siguiente ejercicio de relajación y visualización puede ser de utilidad para aliviar el dolor. Este ejercicio puede realizarlo solo (cuando Vd. mismo tenga dolor de cabeza) o con otra persona.

Pídale a su compañero que inspire profundamente. Mientras espire debería abrir bien los ojos e imaginarse cómo salen el dolor y la tensión a través de los ojos. Si se ha realizado el ejercicio cuatro veces, pídale a su compañero que cierre los ojos. Después de una pequeña pausa de descanso de diez segundos debería repetirse todo el ejercicio otra vez.

La aromatoterapia

En casos de neuralgias, migraña y resfriados, un gran número de aceites etéricos ayudan a aliviar las molestias. Ya que solamente necesita una pequeña cantidad de producto para la cara, es suficiente con una cucharadita de aceite base (para la cara el aceite de jojoba es el más adecuado) mezclado con una o dos gotas de aceite etérico. Aplique el aceite después del masaje de cara y cabeza con pequeños roces superficiales y profundos.

Cuando se trate de neuralgias y migraña se fricciona la frente y las sienes, si se trata de un resfriado se aplica la mezcla sobre las mejillas y el cuello.

Los siguientes aceites etéricos son los más recomendables:

- el *aceite de eucalipto* diluye la mucosidad en los casos de tos, resfriado y gripe y fomenta la expectoración;

- el *aceite de melisa* alivia la tensión en los casos de neuralgias, sensibilidad a las influencias atmosféricas y la migraña, fortalece en general, anima, tranquiliza y tiene efectos antidepresivos;

- el *aceite de romero* es un potente estimulante en los casos de congestiones linfáticas, neuralgias, migraña y vértigo, animando la circulación sanguínea.

Pero cuidado:

No aplique la mezcla cerca de los ojos, ya que estas mucosas tan sensibles reaccionan a los vapores que emanan con enrojecimiento y lagrimeo.

Otra posibilidad para aplicar aceites etéricos consiste en utilizarlos como productos de belleza. Existen esencias que protegen la piel de las influencias perjudiciales del medio ambiente, regulan la actividad de los poros y tienen efectos curativos sobre éstos.

Por ello puede utilizar la siguiente mezcla de aceites — 1 cucharadita de aceite base y 2 gotas de esencia — para el cuidado diario de la piel:

- el *aceite de rosas* es adecuado para todos los tipos de piel; tranquiliza, suaviza y cuida la piel;
- el *ylang-ylang* se recomienda cuando la piel tenga infeccion o esté enrojecida;
- el *aceite de camomila* es aconsejable como producto para pieles secas e irritadas.

Aplicación del agua

La utilización de chorros de agua sobre la cara (ver pág. 44) es otra medida que refresca y alivia los dolores en los casos de migraña, neuralgias y estados de cansancio general.

Esta aplicación también puede utilizarse como método de belleza, ya que estimula la circulación y la actividad de los poros.

EL MASAJE DE NUCA Y HOMBROS

En la zona de la nuca y los hombros es donde aparece el mayor número de contracturas musculares, ya que aquí se encuentran numerosos múscu-los que desempeñan tareas muy importantes. Los músculos rotadores de la cabeza hacen posible que giremos e inclinemos la cabeza. El gran radio de movimiento de nuestros brazos es posible gracias a una serie de músculos que surgen de la cintura escapular, por ejemplo los músculos elevador de los omóplatos y romboides, así como también el deltoides y el trapecio. Pero no solamente estos músculos en sí, sino también sus puntos de inser-ción que se encuentran en la nuca sufren de contracturas muy dolorosas. Por esta razón merecen una especial atención en el masaje.

Además de diversas razones de índole interna que provocan las contracturas — por ejemplo, el sobresfuerzo, la preocupación, los dis-gustos y los miedos crónicos —, éstas también pueden ser consecuencia de vicios de postura consecuencia de la profesión o simplemente adqui-ridos. Pero precisamente son los músculos y tendones de la zona de la columna cervical los que son más débiles que en otras zonas de la co-lumna vertebral. Por esta causa, ésta es la región corporal más sensible a los esfuerzos inadecuados. La nuca rígida puede aparecer como con-secuencia de un enfriamiento por haber estado expuesto a una corriente de aire o por haber adoptado una postura incorrecta al dormir.

Las posturas incorrectas en el puesto de trabajo o en el trabajo do-méstico, en los cuales se permanece sentado con la cabeza inclinada y los hombros caídos, o se realizan trabajos monótonos con los brazos, con utensilios o con máquinas, también provocan fuertes contracturas, lo cual en los casos extremos puede degenerar en el síndrome de la columna vertebral. Fuertes dolores de cabeza, contracturas musculares muy dolorosas en la zona de nuca y hombros, así como sensación de hormigueo en las manos son los primeros síntomas de este síndrome.

Ejercicios de movimiento y el aprendizaje de posturas más correctas y no perjudiciales también se encuentran entre las medidas preventivas, como también el masaje de la región de nuca y hombros. Un masaje de esta zona es tan eficaz porque hace desaparecer las contracturas y mejora el campo de actuación de las articulaciones. Además, la relajación de los músculos y la estimulación de la circulación consiguen que desaparezcan los dolores de cabeza que aparecen convulsivamente y que la persona se sienta relajada tanto física como espiritualmente. Después de un masaje de nuca y hombros, muchas personas tienen el sentimiento de haberse liberado, lo cual indica que al menos han podido liberarse de una parte de sus cargas interiores. Los ejercicios que se presentan a continuación están divididos en dos partes: para poder realizar un masaje óptimo de la zona de nuca y hombros, la pareja debe colocarse en una posición sentada. Después del masaje, todos los músculos están bien irrigados y calentados, de forma que a continuación se realizarán determinados ejercicios de movimiento en posición echada.

El masaje se realiza primeramente sólo sobre la zona superior de los hombros. Algunos músculos se extienden desde la espalda o el pecho hacia la nuca   la manipulación de estos músculos se llevará a cabo durante el masaje de espalda y pecho.

La pareja estará correctamente sentada cuando se haya sentado en una silla con el pecho apoyado contra el respaldo y la cabeza descanse sobre

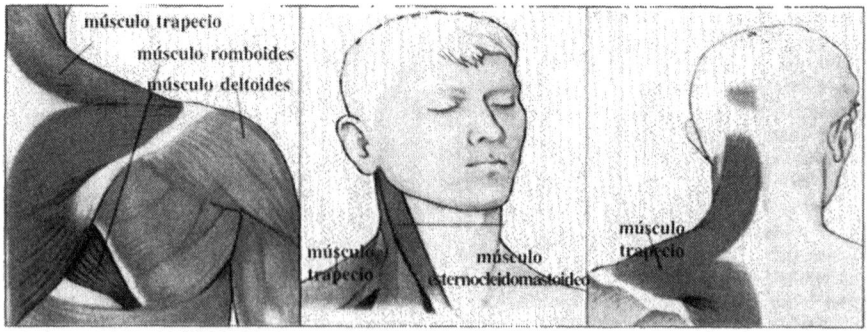

Ilustración 75 : *La musculatura de la zona de nuca y hombros*

una manta enrollada o un cojín (ver ilustración 43). La superficie de apoyo será la frente, ya que la nariz y la boca deben permanecer libres para poder respirar. Los brazos se encuentran flexionados a los lados del cuerpo sobre una mesa no excesivamente alta. El tronco está desnudo, mientras que la mitad inferior del cuerpo estará envuelta con mantas o cubierta con un pantalón cómodo. Para el masaje colóquese a un lado de su pareja.

Dolencias contra las que ayuda el masaje de nuca y hombros

- Dolores de cabeza, producidos por músculos de la nuca contracturados
- Contracturas dolorosas de la musculatura de nuca y hombros
- Síndrome de la columna cervical
- Rigidez de nuca con limitación dolorosa de la movilidad de la cabeza
- Sensación general de exceso de carga

Tabla 6 : *Los efectos del masaje de nuca y hombros*

- Para establecer contacto y repartir el lubricante, se comienza con ligeros roces superficiales de la región de nuca y hombros. Para ello colóquese detrás de su pareja y apoye ambas manos con mucho cuidado a derecha e izquierda de la columna vertebral a la altura de los omóplatos. Ejerza una ligera presión sobre las manos (inclinando levemente el tronco hacia adelante) y realice los roces superficiales hacia arriba, en dirección a la nuca y la región occipital. Cuando haya llegado a este punto, realice los movimientos hacia abajo, a ambos lados de la nuca por encima de los hombros hasta llegar al brazo. Interrumpa allí brevemente el contacto para poder volver a colocar las manos de nuevo en la posición inicial (omóplatos).

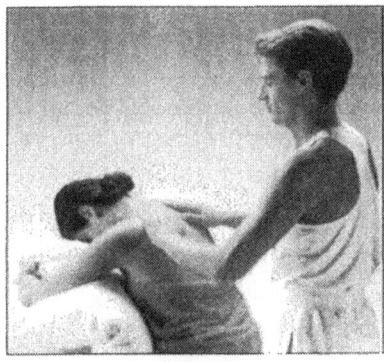

Ilustración 76 : *El masaje de nuca y hombros comienza con roces superficiales para establecer contacto*

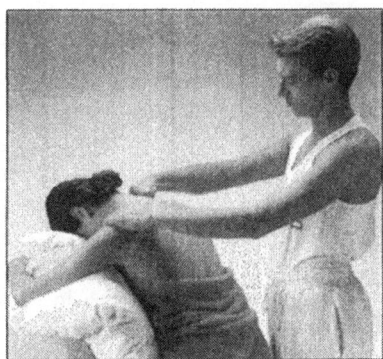

Ilustración 77 : *Estos roces superficiales llevados a cabo con los nudillos tienen efectos profundos y preparan el tejido para el masaje*

Realice estos roces superficiales un total de 5 veces.

- Los roces superficiales realizados con poca presión son seguidos con un roce más intensivo de los nudillos, debiéndose adaptar a la sensación de dolor de su pareja. Primero se lleva a cabo el masaje del lado derecho del cuerpo.

Para ello cierre la mano derecha en puño y apóyelo sobre el nacimiento de los dedos en la base de la nuca, a la altura de los hombros. La mano izquierda descansa pasiva sobre el hombro izquierdo. Ahora ejerza una ligera presión sobre el puño, empujándolo en dirección al nacimiento del pelo. En el último tercio del roce superficial, gire ligeramente el puño para que los nudillos queden apoyados.

Al llegar al nacimiento del pelo, abra el puño y por medio de un roce superficial de los dedos vuelva a la posición inicial.

Después de haber repetido los roces superficiales sobre el lado derecho un total de 3 veces, se realiza un masaje sobre el lado izquierdo con el puño, mientras la mano derecha descansa pasiva sobre el hombro derecho.

- Si se tiene la nuca rígida y existen contracturas de los músculos de la zona de nuca y hombros, el siguiente amasamiento resultará muy doloroso. Por esta razón intente descubrir la intensidad que canse el menor grado de dolor posible y actúe con mucho cuidado. Pídale a su compañero que espire e inspire profundamente y no retenga el aire. Empiece de nuevo en el lado derecho, necesitando ambas manos para el amasamiento. Agarre primero el músculo del brazo (deltoides), levántelo ligeramente y amáselo cuidadosamente utilizando ambas manos al mismo tiempo. Trabaje lentamente en dirección a la articulación del hombro. Ya que el músculo no es tan grueso en este punto debe trabajar con extremo cuidado. Al músculo deltoides del brazo le sigue el músculo trapecio, que en muchas personas sufre fuertes contracturas. Dado que es muy carnoso, puede ser amasado sin ninguna dificultad. Amáselo con fuerza o cuidado de acuerdo con la sensación de dolor que produzca. La alternancia de presión y relajación estimula potentemente la circulación, lo cual produce una lenta relajación del músculo.

Ya que el músculo trapecio se extiende hasta la nuca, muévase lentamente en esa dirección. En esta zona, el tejido muscular es más delgado, de forma que solamente puede amasarlo con las yemas de los dedos.

Cuando haya llegado a la base del cráneo apoye la palma de la mano derecha sobre la nuca y realice roces superficiales hacia el brazo, desde donde reanudará el amasamiento.

A continuación se amasará el lado izquierdo del cuerpo también en dos fases.

- También la técnica de roce profundo que se presenta a continuación es muy eficaz, ya que se pueden localizar contracturas musculares con bastante exactitud y se pueden eliminar. La presión debería adecuarse a la sensación de dolor que provoca. Para ello apoye las yemas de los dedos de ambas manos a derecha e izquierda del carnoso músculo trapecio. Inclinando ligeramente el tronco conseguirá ejercer presión sobre las yemas de sus dedos. Ahora describa sobre la piel pequeños círculos con las dos manos al mismo tiempo (en el sentido del reloj). Trabaje desde la articulación del hombro en dirección al nacimiento de la nuca, abriendo los círculos, describiendo espirales y de nuevo círculos.

En el nacimiento de la nuca realice roces profundos con ayuda de ambos pulgares, ya no las yemas de los dedos, a izquierda y derecha de la columna cervical en dirección al nacimiento del pelo. Cuide de no realizar el masaje sobre los huesos de la columna cervical, sino sobre las fibras musculares del músculo trapecio. Cuando haya llegado con ambos pulgares al nacimiento del pelo, describa pequeñas espirales mediante un roce profundo desde adentro hacia afuera (en dirección a las orejas) a lo largo de la base del cráneo. Las yemas de sus dedos permanecerán apoyadas sobre la cabeza, de forma que pueda ejercer presión de forma óptima sobre estas inserciones musculares que suelen estar contraídas dolorosamente. Cuando haya llegado a la altura de las orejas, cambie la dirección de las espirales (en sentido contrario al de las manecillas del reloj) y efectúe un masaje de vuelta al centro de la nuca.

Con el roce superficial realizado con las yemas de los dedos de ambas manos desde la nuca hacia los hombros, habrá finalizado este ejercicio. Debe realizarse al menos 2 veces.

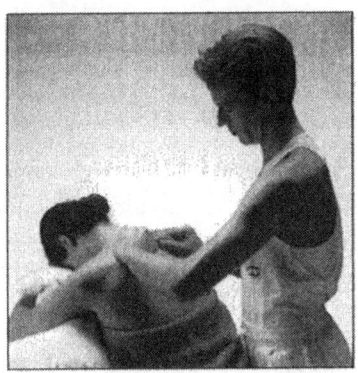

Ilustración 78 : *Con este amasamiento muscular estimula la circulación de la sangre y elimina contracturas superficiales de la nuca y los hombros*

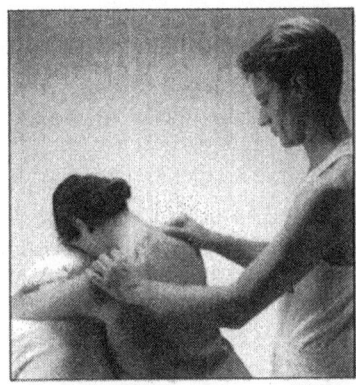

Ilustración 79 : *Con roces superficiales sobre los músculos se pueden detectar las contracturas musculares más resistentes y hacerlas desaparecer - esta técnica es muy eficaz*

Así termina la primera parte del masaje de nuca y hombros, seguida de los ejercicios de movimiento pasivo. Cuando exista rigidez de nuca y contractura de la musculatura de los hombros son muy efectivos, ya que la persona afectada no realiza el ejercicio ella misma. Es precisamente esta relajación interna y este dejarse mover lo que más les cuesta a las personas que sufren los síntomas descritos. La alta tensión interna solamente puede eliminarse con una relajación generalizada, lo cual solamente se consigue a menudo después de haber realizado muchas prácticas. Pero también se le exige mucho a Vd. como persona que realiza el masaje: primeramente debe transmitirle a su compañero la mayor sensación de seguridad posible cuando lleve a cabo determinadas maniobras. La inseguridad producida por maniobras no realizadas correctamente, excesivamente rápidas o bruscas produce más contracturas en la pareja. Además debe desarrollar un sentido para saber si el otro colabora en los movimientos o si está totalmente relajado. Todo ello requiere un alto grado de atención y la realización de los siguientes ejercicios.

Los ejercicios de movimiento pasivo se llevan a cabo en decúbito supino. Póngase de pie o de rodillas detrás de la persona a la que le va a efectuar el masaje:

- Sujete con cuidado y utilizando ambas manos la parte inferior de la región occipital. Intente notar si la cabeza descansa con seguridad en sus manos.

Flexionando el tronco ligeramente hacia atrás estirará de la cabeza lentamente hacia Vd. sin por ello levantarla. Tenga cuidado de no presionar las orejas con sus pulgares, las palmas de las manos deben apoyarse abombadas sobre las orejas. Mantenga esta posición durante unos segundos para estirar así los músculos del cuello de forma óptima. Seguidamente incline el tronco hacia adelante pero no separe las manos de la cabeza.

Pasados un par de segundos repita este ejercicio, que llevará a cabo un total de 3 veces.

- A continuación sujete la parte inferior de la región occipital con su mano derecha, mientras apoya la mano izquierda sobre la frente de su pareja. Levante ahora ligeramente la cabeza con su mano derecha, de forma que la barbilla indique hacia abajo. Todo el peso de la cabeza será soportado por su mano derecha. Mantenga esta posición durante un par de segundos, luego coloque la cabeza con cuidado en su posición inicial.

Repita este ejercicio otras dos veces.

- Sus manos se encuentran todavía en la posición descrita. Gire ahora la cabeza lentamente y con cuidado hacia la derecha. El movimiento de giro sale de la mano izquierda (que está apoyada sobre la frente), mientras que la mano inferior sujeta la cabeza. En este ejercicio puede notar exactamente si el compañero colabora y qué grado de limitación del movimiento existe. Debe detener el giro si su compañero tiene sensación de dolor.

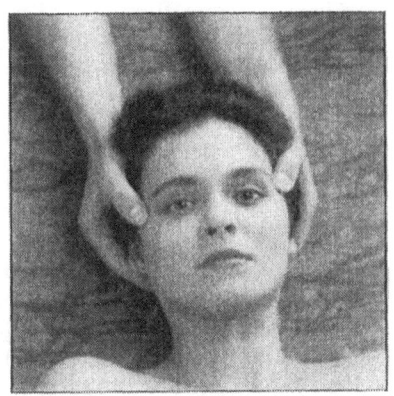

En este caso mueva la cabeza hasta la posición central y comience de nuevo con el giro hacia la derecha hasta llegar al punto en que aparecen los dolores. Permanezca un par de segundos en esta posición y pídale a su

Ilustración 80 : *Los ejercicios de estiramiento ayudan en caso de rigidez de nuca y alivian las contracturas*

pareja que respire un par de veces de forma intensiva. Después gire la cabeza de nuevo hasta la posición central y comience con el giro hacia la izquierda. Cada lado del cuello debería ser estirado entre 2 y 3 veces.

Después de haber efectuado el estiramiento de la musculatura de la nuca, se llevan a cabo ejercicios de movimiento pasivo, que relajan los músculos y tendones de la zona de los hombros y hacen las articulaciones más móviles. Para ello la pareja se coloca en decúbito prono y Vd. se coloca de rodillas o de pie a su lado, a la altura de la pelvis.

- Primeramente debe flexionar el brazo de su compañero y colocar el antebrazo sobre su parte inferior de su espalda. Entonces coloque la mano debajo del hombro de su pareja y sujete la articulación del hombro. Apoye su otra mano justo al lado del omóplato sobre el músculo trapecio. Con la mano inferior levante todo el hombro ligeramente y gírelo en dirección al centro del cuerpo, mientras que la otra mano presiona al mismo tiempo desde arriba sobre los músculos que se encuentran al lado del omóplato. Ello lo conseguirá mejor inclinando el tronco ligeramente hacia adelante. La mano inferior soporta el peso del hombro. Mantenga esta posición durante unos segundos y coloque el hombro lentamente en su posición inicial.

Repita este ejercicio un total de 3 veces y cambie entonces hacia el otro lado del cuerpo.

- Ya que el hombro tiene movilidad puede moverse todo el hombro
en círculo. Para ello coloque una mano
debajo de la articulación del hombro,
con la otra mano flexione al máximo
el brazo de su pareja y sujételo por el
codo. El peso del hombro recae sobre
la mano inferior, mientras que con la
mano superior hace girar el hombro
con cuidado alrededor de su propio eje
en el sentido de las manecillas del
reloj. No sería de extrañar que su pareja colaborara en este ejercicio. Si
éste es el caso, simplemente pare el
movimiento durante unos segundos.
Pasado este tiempo reanude el giro.
Después de unos momentos cambie de
dirección.

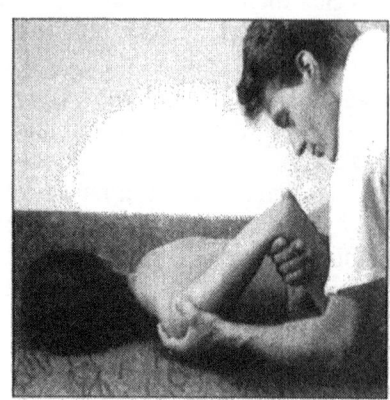

Ilustración 81 : *Este ejercicio de movimiento pasivo es muy beneficioso para los hombros*

Únicamente cuando tenga la sensación de que se ha conseguido en
gran medida la relajación deseada y que el hombro puede girarse sin
problemas puede cambiar de lado del cuerpo.

Después de haber finalizado con el masaje de la nuca y los hombros
y los ejercicios de movimiento, tape el tronco con mantas calientes.
Pídale a su compañero que descanse durante al menos 20 minutos en
decúbito supino o decúbito prono.

Si existe rigidez de nuca u otra de las dolencias mencionadas se
recomiendan otras medidas complementarias como son la hidroterapia,
la terapia de calor o la aromatoterapia. Las siguientes aplicaciones son
las más indicadas :

- Baño completo caliente, con 10 gotas de esencia de ciprés (ver
tabla 2)

- Una ducha con ejercicios de movimiento activo (ver "la ducha")

- Aplicación de calor por medio de rayos infrarrojos (ver "la
termoterapia")

- Envolturas calientes y húmedas con esencia de moscatel o con
escencia de ciprés (ver "la termoterapia").

EL MASAJE DE LA ESPALDA

Para un tratamiento de la espalda realizado por principiantes es imprescindible que los dolores de espalda no sean excesivamente fuertes y que sean provocados por contracturas musculares. En dolencias agudas del nervio ciático o de los discos intervetebrales con procesos inflamatorios no debe darse uno mismo el masaje, sino que debe confiarse a un especialista. Todo ello debería aclararlo siempre previamente con su médico, porque es precisamente en este tipo de problemas donde un autotratamiento puede producir las mayores lesiones.

Según las estadísticas, uno de cada tres habitantes de la ex República Federal Alemana sufre de dolores de espalda, un 60% de las jubilaciones anticipadas adujeron "lesiones en los discos intervertebrales", y hasta un 50% de los escolares alemanes ya muestra vicios de postura. Estas cifras demuestran el resultado de haber sometido durante años a nuestro aparato de sostén y locomotor a cargas incorrectas. Diversos estudios confirman que la persona que sufre de dolores crónicos de espalda hace muchas cosas erróneamente: duerme sobre un colchón blando, no calza los zapatos adecuados, está sentado durante horas en sillas que no benefician en nada a la espalda, no se mueve, se alimenta incorrectamente y además está sometido a un estrés constante. A ello se suma el hecho de que nuestra medicina se centre en el alivio de los síntomas de estos "pecados de postura", pero no en su prevención y la eliminación de sus causas. Una gimnasia especial para la columna vertebral, el aprendizaje de la postura correcta de la espalda, el masaje así como la familiarización de determinadas técnicas de relajación son medidas que ayudan a adoptar una postura correcta de forma natural y a desarrollar la conciencia de nuestro propio cuerpo.

Pero también nuestra actitud personal contribuye en gran medida a que nos adaptemos las condiciones de nuestra vida y nuestro trabajo a las necesidades de nuestro cuerpo. Ya que la mayoría de las personas de por sí le prestan poca atención a la cara dorsal de su cuerpo, la espalda debe hacerse notar por medio del dolor. Solamente cuando sufrimos de dolores de espalda, prácticamente no podemos andar o mantenernos rectos, es cuando centramos nuestra atención en esta parte del cuerpo tan descuidada y continuamente sometida a posturas incorrectas. Ya que la espalda está recubierta de un gran número de importantes grupos musculares y la columna vertebral se mantiene erguida gracias a ciertos músculos planos, tendones y ligamentos, es muy útil realizar regularmente determinados ejercicios de movimiento para fortalecer, así como también masajes para relajar estos grupos musculares. Todo aquello que mueva la columna vertebral de forma natural, la estire, la relaje y la descargue, produce la ausencia de dolencias y una mejor conciencia del propio cuerpo.

Incluso en el caso de que haya aprendido a levantar pesos correctamente, a llevar calzado cómodo y a mantener la postura correcta estando sentado en muebles bien diseñados, a practicar regularmente un deporte beneficioso para su cuerpo y a alimentarse equilibradamente, puede ocurrir que a pesar de todo la espalda le duela: si "pierde la compostura" interior, se siente triste o deprimido, adoptará inconscientemente una postura encorvada. También el miedo o la humillación encuentran su expresión en una postura del cuerpo encogida con contracturas musculares extendidas por toda la musculatura de la espalda. Si por el contrario siempre se esfuerza en mantener su estado emocional bajo cualquier circunstancia, los músculos de su esplada deberán esforzarse enormemente para poder hacer posible este estado agarrotado y poco natural. Si estas posturas internas se convierten en su manera de vivir, el cuerpo adopta una postura que refleja un estado de ánimo muy definido. Porque la postura de nuestro cuerpo también habla de forma inequívoca sobre las tensiones que se esconden en nuestro interior. Por esta razón, en el diagnóstico de los problemas de espalda es importante que se tengan en cuenta determinados factores emocionales.

El tratamiento de la espalda es considerado uno de los masajes que produce las sensaciones más agradables. Ayuda a hacer desaparecer la desazón y el estrés, alivia los dolores y consigue que el cuerpo y el alma entren en un curativo estado de relajación. Ya que en la columna vertebral se insertan numerosas vías y haces nerviosos, que se ramifican por las diferentes partes de nuestro cuerpo, incluso los nervios más maltratados se benefician del contacto curativo de la espalda. Por todas estas razones, el masaje realizado sobre la espalda no solamente es un método terapéutico natural para aliviar las dolencias ya existentes. Si se realiza con regularidad y en combinación con determinadas medidas complementarias también ayuda a prevenir muchas dolencias típicas de la espalda.

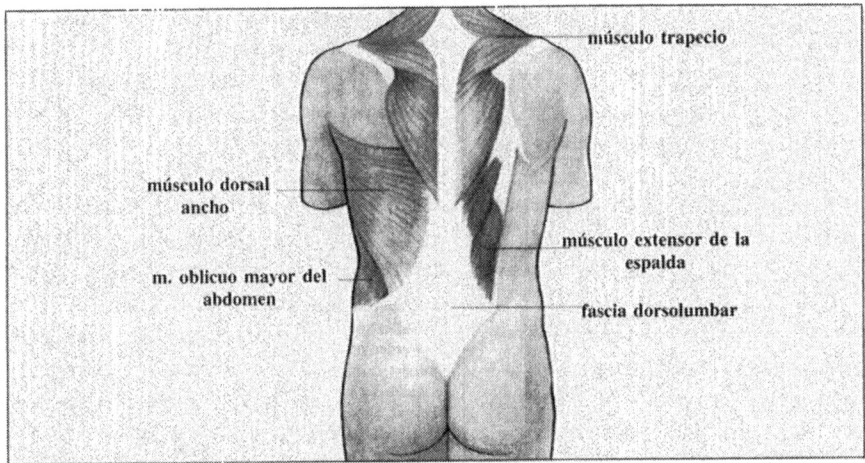

Ilustración 82 : *La musculatura de la espalda*

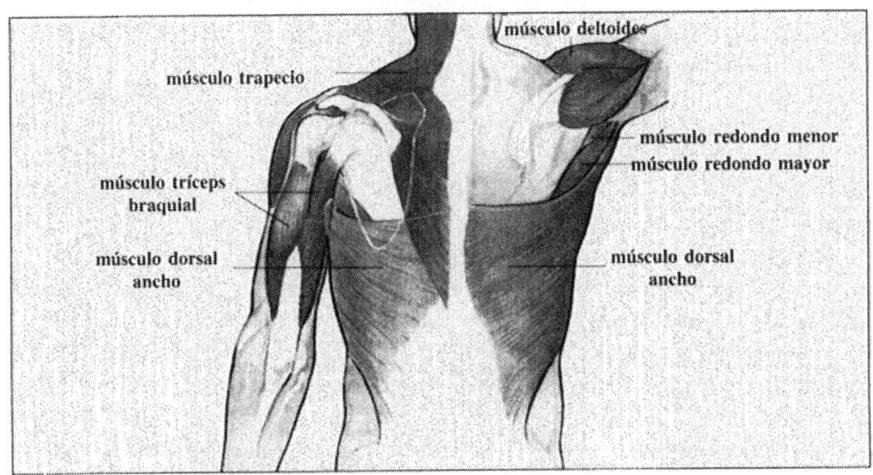

Ilustración 83 : *Los hombros y los músculos de nuestra espalda*

Dolencias contra las cuales ayuda el masaje de la espalda
- Síndrome de la columna dorsal - Síndrome de la columna lumbar - Deformación de la columna vertebral (escoliosis) - Ligeras dolencias del nervio ciático - Dolores de espalda durante el embarazo - Dolores de espalda antes y durante la menstruación - Contracturas de la musculatura dorsal producidas por el estrés - Estados generales de agotamiento y nerviosismo

Tabla 7: *Los efectos del masaje de la espalda*

Es indispensable que durante el masaje de la espalda se adopte una postura cómoda. Intente encontrar con ayuda de su pareja en qué puntos del cuerpo hay que colocar un cojín (ver ilustración 40). Si su compañera está embarazada, el masaje de la espalda debe realizarse estando ella sentada o echada de costado (ver ilustraciones 42 y 43).

El cuerpo está desnudo y tapado con mantas. Solamente cuando se dé comienzo al masaje quite las mantas del tronco para que la musculatura y la piel no se enfríen innecesariamente - lo cual únicamente dificultaría el masaje. Colóquese de rodillas o de pie al lado de la persona a la cual le va a dar el masaje.

- Para repatir el lubricante y establecer el primer contacto, se realiza un masaje de roces superficiales fluidos y suaves. Para ello apoye las manos sobre la mitad inferior de la espalda, donde comienzan las nalgas. Realice el roce superficial al mismo tiempo hacia la derecha y la izquierda a lo largo de la columna vertebral hacia arriba, hacia el nacimiento de la nuca, entonces lateralmente hasta los hombros hacia los laterales de la espalda. Desde allí deje que sus manos se deslicen en dirección hacia las nalgas.

Cuide de que sus movimientos se ajusten a los contornos del cuerpo. Para hacerlo posible, mueva sus manos desde el borde externo del cuerpo hacia adentro, hacia la columna vertebral. Ahora se encontrará de nuevo en la posición inicial, de forma que puede repetir los roces superficiales en dirección ascendente.

Repita el ligero movimiento hacia arriba y abajo durante el tiempo necesario para conseguir que el aceite esté bien repartido por toda la espalda, pero al menos 3 veces.

- Justo después se lleva a cabo un roce superficial de efectividad en profundidad para estimular ligeramente la irrigación del tejido muscular. Sin embargo, esta vez el roce superficial no se lleva a cabo con las palmas de las manos, sino con los nudillos. Para ello flexione los dedos hasta conseguir que el puño esté medio abierto y apoye los dorsos de

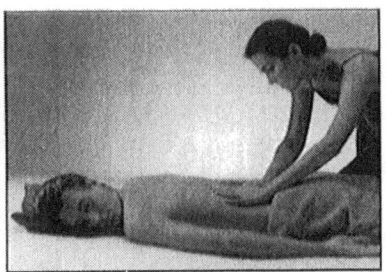

Ilustración 84 : *Con este masaje suave que cubre una gran superficie se empieza el tratamiento de la espalda*

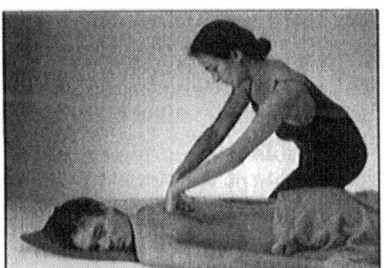

Ilustración 85 : *Con ayuda del roce superficial de los nudillos se estimula la irrigación de la musculatura*

los dedos sobre la mitad inferior de la espalda, a derecha e izquierda de la columna vertebral.

Gracias al ángulo de sus manos y la ligera inclinación hacia adelante de su tronco se consigue la presión necesaria. Efectúe los roces superficiales hacia arriba, en dirección a la nuca, intentando notar al mismo tiempo el tacto del tejido muscular (blando y elástico o bien duro y como un cable de acero). Cuando haya llegado a la base de la nuca abra las manos sin interrumpir el contacto con la piel, de forma que las palmas de sus manos queden apoyadas. Pasando por los hombros y los brazos, roce los bordes externos del cuerpo y vuelva a la posición inicial.

El roce superficial de efecto profundo llevado a cabo con los nudillos será repetido un total de 3 veces.

Después de realizado el roce superficial de toda la espalda, se lleva a cabo el masaje unilateral de los cuatro músculos más importantes que se encuentran fuertemente contraídos cuando se sufren dolores de espalda: el músculo dorsal largo, el músculo dorsal ancho, el músculo trapecio y el músculo glúteo mayor. Cuando se realiza el masaje del lado derecho de la espalda colóquese de pie o de rodillas a la izquierda de su pareja, cuando trate el lado izquierdo colóquese en el costado derecho de su compañero.

Con ayuda de la técnica del amasamiento se estimula de forma importante la irrigación de estos músculos, los cuales también se relajan. Dependiendo del grado de contractura, la presión y el amasamiento producen una sensación de dolor medio o fuerte. Para no provocar contracturas aún mayores, debería disminuir algo la presión al amasar y pedirle a su pareja que respire en profundidad.

Como regla general debería tener mucho cuidado al realizar el masaje a una compañera embarazada.

- Empezará por la mitad derecha del cuerpo, colocándose de pie o de rodillas al lado izquierdo a la altura de los muslos. Apoye sus manos oblicuamente debajo del borde inferior de las nalgas (al comienzo de los muslos), levante el tejido ligeramente, presione y retuérzalo como si se tratara de la masa para un pastel. La dirección sigue la colocación de las fibras del músculo, es decir, desde el exterior oblicuamente hacia adentro en dirección a la columna lumbar. Ya que el músculo glúteo es muy grande y carnoso, puede ser trabajado con facilidad.

En la primera fase de amasamiento debería actuar con suavidad, para que su pareja pueda acostumbrarse al contacto intensivo. Cuando haya llegado al centro, deslice ambas manos de vuelta al borde inferior de las nalgas y comience de nuevo con el amasamiento, pudiendo aumentar ligeramente la presión. En la tercera pasada ya no se amasa siguiendo la disposición de las fibras musculares, sino desde abajo hacia arriba (hacia el borde de la pelvis). Con un roce superficial hacia abajo sus manos vuelven a la posición inicial, desde donde puede volver a realizar el amasamiento en dirección ascendente.

Los amasamientos oblicuos y rectos se llevarán a cabo un total de dos veces.

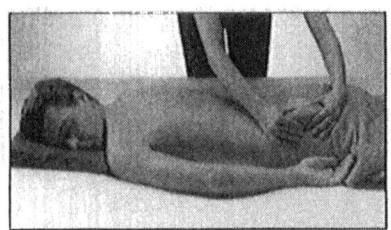

Ilustración 86 : *En este amasamiento realizado con ambas manos se sigue la disposición de las fibras del músculo glúteo mayor*

- El amasamiento con dos manos de las nalgas se transforma sin interrupción en el amasamiento con las yemas de los dedos del músculo extensor de la espalda. Con esta técnica pueden ser perfectamente trabajados los músculos más profundos y a menudo muy contraídos. Apoye las yemas de los dedos muy juntas sobre el área justo al lado de la columna vertebral, en el borde superior de la pelvis. Lleve a cabo pinzas rodadas, vibraciones y presiones avanzando lentamente hacia arriba en dirección a la base de la nuca. Cuando haya llegado a su destino, roce superficialmente hacia abajo para volver a la posición incial.

El amasamiento del extensor del tronco se realizará un total de 2 veces.

- Ahora se continúa con el masaje del músculo dorsal ancho con la técnica del amasamiento. Empiece con el amasamiento efectuado con las yemas de los dedos sobre el borde de la pelvis, mueva las manos verticalmente hacia arriba hasta donde el músculo se hace más ancho. Aquí amase el tejido centímetro a centímetro oblicuamente en dirección a la axila. Des-

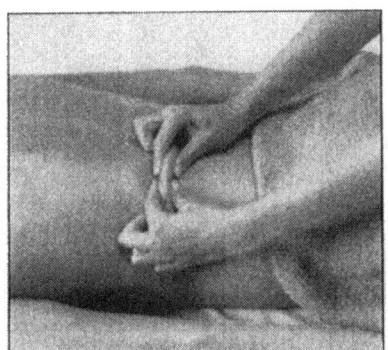

Ilustración 87 : *En el amasamiento del músculo dorsal ancho siga su disposición oblicua*

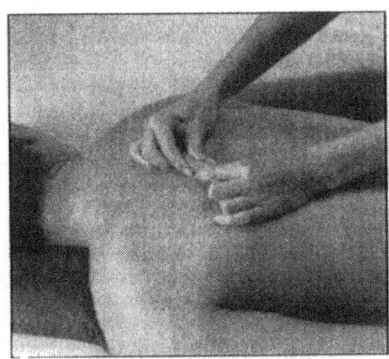

Ilustración 88 : *El amasamiento del músculo trapecio se lleva a cabo con las yemas de los dedos*

pués, con un roce superficial sitúe las manos en un punto algo más eleva-do, hasta que haya trabajado toda la zona siguiendo una dirección oblicua.

Realizar el amasamiento del músculo dorsal ancho un total de 2 veces.

- Para poder amasar el músculo trapecio apoye sus dedos en la mitad inferior (más o menos en el punto donde la última costilla se une a la columna vertebral). Primero amase una pequeña porción en sentido ho-rizontal, después en forma de abanico oblicuamente hacia arriba, pasan-do por encima del omóplato hasta llegar a la articulación del hombro. Con un roce superficial deslice ambas manos hasta la posición inicial y amase ahora verticalmente hacia arriba hasta el nacimiento del pelo. Cuando haya llegado a este punto, deje que sus dedos caigan ligera-mente para poder repetir el amasamiento.

Todas las series de amasamiento se repetirán dos veces a cada lado del cuerpo.

Después de los amasamientos descritos se llevan a cabo los roces profundos que eliminan las contracturas musculares. Estos roces pro-fundos son especialmente adecuados para detectar y hacer desaparecer contracturas locales. De forma similar al amasamiento, el roce profundo también es una técnica intensiva, que requiere mucho tacto cuando se trabaje un punto contraído. Su efecto puede aumentarse considerable-mente por medio de la digitopuntura, ya que de esta manera incluso pueden eliminarse los nudos musculares más profundos. Especialmente los músculos extensores a la derecha e izquierda de la columna verte-bral deben ser trabajados con una técnica de maniobra intensiva, ya que aquí se encuentran la mayoría de las contracturas dolorosas.

- Empiece por el segmento inferior del músculo (al lado de la pelvis),

apoyando aquella mano que no va a llevar a cabo el masaje siempre delante del lugar que va a ser tratado, mientras que la otra mano, activa y con el
pulgar muy flexionado, describe pequeñas espirales sobre la piel. Por medio de las espirales (en sentido de las manecillas del reloj) se produce
automáticamente un movimiento hacia arriba, de forma que puede trabajar
la zona centímetro a centímetro hasta llegar al nacimiento del pelo. Inclinando el tronco ligeramente hacia adelante se ejerce presión sobre la mano
activa, debiendo ser la presión más débil en la primera pasada y más fuerte
en la segunda. Es imprescindible que evite entrar en la zona de las vértebras. Si durante el amasamiento palpa un punto endurecido, efectúe un
roce profundo con mucho cuidado y con el pulgar describiendo un pequeño círculo en la zona. Haga que el círculo se haga cada vez más pequeño,
hasta que solamente toque el centro del endurecimiento. Entonces no realice ningún otro movimiento, sino que aumente la presión sobre su pulgar
de forma que pueda penetrar más profundamente en el tejido. Trabaje al
mismo tiempo con energía mental, imaginándose que un rayo curativo sale
de su pulgar y entra en el tejido para deshacer la contracción.

Cuando ejerza presión actúe con mucho cuidado y sensibilidad. En
cuanto su pareja reaccione conteniendo la respiración, contrayendo los
músculos y tenga fuerte sensación de dolor, debe interrumpir la presión
ejercida sobre un punto concreto, proseguir con las espirales y pedirle a
su pareja que respire profundamente.

Para drenar líquidos acumulados, debe llevar a cabo un roce sobre el
área en cuestión·después de la presión puntual. Es decir, roce superficialmente con el pulgar desde el centro hacia afuera, ejerciendo al mismo tiempo una ligera presión. Repita el drenaje tantas veces hasta haber trabajado toda la zona en forma de estrella.

Seguidamente continúe con los roces profundos en dirección ascendente
hasta haber llegado al nacimiento del pelo. Allí dejará que los dedos de la
mano activa se deslicen hacia abajo y empezará de nuevo sobre el borde
de la pelvis a realizar roces profundos por toda la mitad de la espalda
verticalmente hacia arriba hasta llegar al pelo, esta vez ejerciendo una presión algo mayor. Seguidamente cambie al otro lado del cuerpo y realice
allí un masaje del músculo extensor de la espalda de igual manera.

Por cada mitad del cuerpo se realizan los roces profundos siempre dos veces.

- El roce profundo realizado con los pulgares también puede llevarse
a cabo con las yemas de los dedos y acompañarse de ligeras vibraciones. Esto es especialmente beneficioso después de un roce profundo
intensivo llevado a cabo con los pulgares.

Apoye las yemas de sus dedos planas sobre el borde superior de la pelvis, la mano pasiva se coloca de nuevo delante de la zona a la que va a darse el masaje. Comience a describir espirales bastante grandes (en el sentido de las manecillas del reloj) sobre la piel ejerciendo una presión media. Después de unas dos espirales pare el movimiento y mueva las yemas de los dedos rápidamente hacia la derecha y la izquierda, de forma que aparezcan pequeños movimientos oscilantes. Trabaje de este modo alternando dos espirales y una vibración-- hasta llegar al nacimiento del pelo, roce superficialmente de vuelta hasta el borde de la pelvis y repita todo el movimiento. Después se trabaja dos veces sobre la otra mitad de la espalda alternando los roces profundos y las vibraciones.

- El masaje de espalda termina con roces superficiales fluidos y rítmicos, que tranquilizan y relajan. Comience primero con el lado derecho, apoyando una mano sobre el hombro derecho y realizando un roce superficial corto hacia abajo, hacia el omóplato. Mientras esta mano aún toca la piel, apoye la otra mano de igual manera sobre el hombro y efectúe un roce superficial en la misma dirección. La primera mano se apoya entre tanto sobre la articulación del hombro y efectúa un roce superficial oblicuamente hacia adentro, por encima del omóplato hacia la columna vertebral; la otra mano realiza el mismo movimiento.

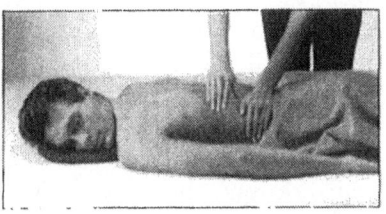

Ilustración 89 : *Con estos roces superficiales rítmicos, en los cuales una mano siempre sigue a la otra, se pone punto final al masaje de la espalda*

Con estos roces superficiales oblicuos alternados trabaje rápidamente por encima del lateral de la espalda hasta llegar a las nalgas. Desde allí se realiza un roce superficial con ambas manos al mismo tiempo a lo largo de los músculos extensores de la espalda hasta los hombros, empezando de nuevo desde un principio. Este masaje se repite un total de tres veces (ver ilustración 90).

En la segunda pasada puede aumentar ligeramente la presión. Procure mantener un determinado ritmo y realizar los movimientos de forma fluida. Su pareja considerará que estos

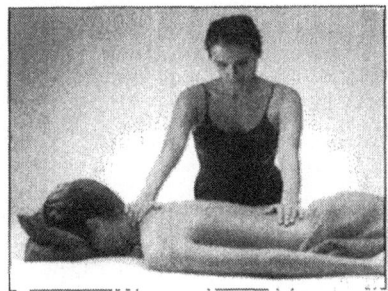

Ilustración 90 : *Finalice el masaje de la espalda manteniendo por unos momentos la conexión entre la nuca y la zona sacra*

roces son muy agradables, ya que dan una sensación de seguridad, como si fuera tocado por muchas manos al mismo tiempo. A continuación se realiza el roce superficial de la mitad izquierda de la espalda, para lo cual debe colocarse de pie o de rodillas al lado derecho. También este lado será trabajado un total de 3 veces.

- La parte activa del masaje de la espalda ha terminado en este punto, pero se pasa a la fase pasiva que constituye en la apreciación de la conexión interna entre arriba y abajo. Para ello apoye una mano en la parte inferior de la columna vertebral, sobre el sacro, sujetando la nuca de su pareja con la otra mano. Intenten concentrarse los dos. Inspiren y espiren ambos un par de veces. Pasado un minuto aproximadamente aparte las manos, cubra la espalda de su compañero con una manta y deje que descanse al menos 20 minutos.

MEDIDAS COMPLEMENTARIAS

Una gimnasia correcta de espalda y columna vertebral siempre debería llevarse a cabo a continuación de la pausa de descanso después del masaje. Ya que los músculos están bien calentados pueden estirarse con mayor facilidad. Además, la reflexoterapia podal y la digitopuntura ayudan de forma muy efectiva a influir sobre los dolores musculares de espalda y hacerlos desaparecer. Ambos métodos pueden aplicarse a continuación de un masaje de la espalda o como método único que puede realizarlo uno mismo cuando se sufran dolores de espalda. Los ejercicios de relajación, combinados con visualizaciones controladas no deben faltar nunca en una terapia contra el dolor de espalda ya que son realmente beneficiosos para aquellos agobiados por el estrés.

Ejercicios de movimiento activo

Estos ejercicios pueden llevarse a cabo con o sin la ayuda de su compañero. Consiguen un estiramiento de la columna vertebral y los músculos que la rodean producido de forma natural por el correspondiente movimiento.

Ejercicio de pelvis
Echado en decúbito supino se flexionan las piernas. Con la flexión de éstas, la pelvis cae hacia atrás, de forma que la zona lumbar establece un

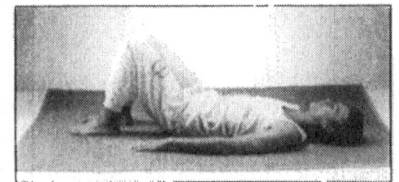

Ilustración 91 : *Desde esta posición básica se realiza el ejercicio de pelvis*

mejor contacto con el suelo. En esta posición inspire y espire profundamente un par de veces.

La proxima vez que espire deje que las piernas caigan lentamente hacia la derecha. La pierna izquierda acompaña este movimiento, de forma que ahora ambas piernas se encuentran al lado derecho. Gire la cabeza hacia la izquierda, los hombros permanecen apoyados sobre la base, las manos descansan planas al lado del cuerpo. Permanezca un rato en esta posición y respire conscientemente. Mientras inspira, coloque de nuevo la pierna izquierda en su posición incial, después la derecha. Seguidamente espire y deje que su pierna izquierda caiga hacia el lado izquierdo, mientras la derecha la sigue lentamente. La cabeza se mueve hacia la derecha.

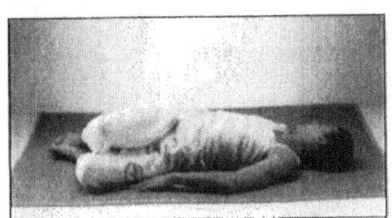

Ilustración 92 : *El estiramiento óptimo se alcanza en este ejercicio de pelvis si gira la cabeza hacia el lado contrario del que descansan las piernas*

Después de un intervalo de descanso las piernas vuelven una tras otra a su posición flexionada.

Repita este ejercicio 3 veces hacia cada lado.

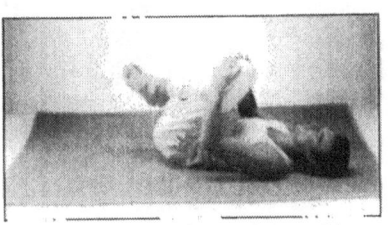

Ilustración 93 : *Describa círculos con el hueso sacro moviendo las rodillas circularmente*

Ejercicio del hueso sacro

De nuevo en posición de decúbito supino levante primeramente la pierna derecha. Sujete con su mano derecha la rodilla del mismo lado y acérquela al cuerpo.

Seguidamente haga lo mismo con la mano izquierda y la rodilla del lado correspondiente. Ambas piernas se encuentran entonces a la altura del pecho, dependiendo de lo que le cueste acercarlas al tronco.

Empiece ahora a mover las piernas con sus manos ligeramente hacia la izquierda, hacia adelante, hacia la derecha y hacia Vd. De esta forma se lleva a cabo un pequeño movimiento giratorio en la región del hueso sacro, que estira la parte inferior de la espalda y le da un masaje.

Este ejercicio debería realizarlo al menos durante 30 segundos para conseguir un efecto óptimo.

Seguidamente es necesario observar una pausa de descanso en posición echado de costado con las rodillas ligeramente flexionadas. Cierre los ojos y respire regular y acompasadamente.

Giro sentado sencillo, proveniente del yoga

Este ejercicio sirve en primer lugar para relajar la totalidad de la musculatura de la espalda, pero también tiene otras aplicaciones especiales, ya que por medio del estiramiento se influye principalmente sobre los músculos profundos de la espalda. Además, este movimiento estimula la circulación sanguínea y aumenta la movilidad de la columna vertebral.

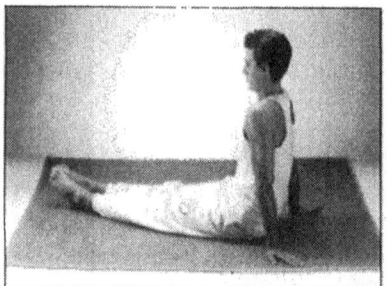

Ilustración 94 : *Para el giro sentado adopte la siguiente posición inicial*

Vd. está sentado con el tronco recto y las piernas estiradas. Las manos se apoyan unos diez centímetros detrás del cuerpo.

Ahora flexione la pierna izquierda, y pasando por encima de la pierna derecha, coloque el pie izquierdo más o menos al lado de la rodilla de la pierna derecha. Cuide de que la mitad izquierda de sus nalgas no se levanten del suelo durante el giro. El tronco y la cabeza giran también hacia la derecha, la mano izquierda se apoya en el suelo al lado de la cadera derecha, la mirada se dirige hacia el hombro derecho.

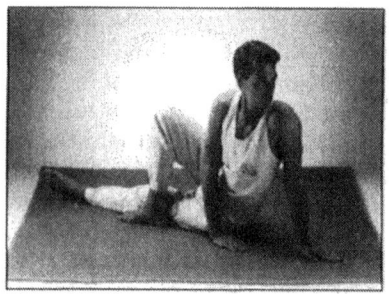

Ilustración 95 : *Este giro sentado proviene del yoga, ayuda a relajar la totalidad de la musculatura de la espalda*

Permanezca sentado en esta posición durante al menos 15 segundos, respirando regularmente y con tranquilidad. Después adopte de nuevo la posición básica y realice el ejercicio hacia el otro lado. Repita el ejercicio 3 veces hacia cada lado.

Ejercicios de movimiento pasivo

El siguiente ejercicio es especialmente adecuado para aquellas personas que sufren de pequeños problemas de ciática en la zona de la columna lumbar, ya que el movimiento pasivo realizado por la pareja puede contribuir a aliviar rápidamente los dolores y para relajar la musculatura.

La persona afectada se echa en decúbito supino sobre el suelo y Vd. se coloca de rodillas a su lado derecho. Con la mano izquierda sujete las pantorrillas a la altura de las rodillas, con la mano derecha sujete el

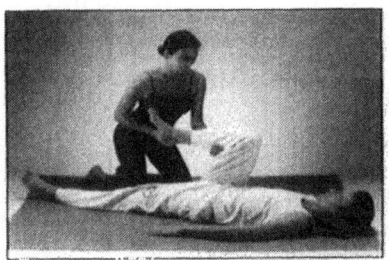

Ilustración 96 : *Mientras que su pareja está echada en el suelo completamente relajada, flexione su pierna con cuidado*

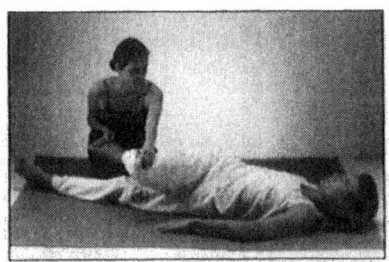

Ilustración 97 : *Intente presionar la pierna flexionada completamente contra el suelo, pero evitando cualquier movimiento brusco*

talón. Entonces levante la pierna, flexiónela y empújela con cuidado y lentamente hacia la barbilla de su pareja. Aquí debe de cuidar de llevar a cabo el movimiento solamente hasta el punto que aún le resulte posible a su pareja. Mantenga esta posición durante unos 15 segundos.

Seguidamente apoye la mano izquierda sobre la rodilla y empuje la pierna con suavidad hacia el lado izquierdo...

Evite los movimientos rápidos y bruscos. Los músculos de la cadera y del segmento inferior de la espalda se estiran de esta forma con suavidad, hasta que la pierna toque el suelo al lado izquierdo. Si no es posible estirar la pierna hasta que toque el suelo, el movimiento debería parase inmediatamente que aparezcan dolores (si el ejercicio se realiza frecuentemente también aumenta el campo de movimiento). Pasados un par de segundos coloque la pierna de nuevo en su posición inicial y comience de nuevo con cada una de las fases del movimiento (en total 3 veces). Seguidamente cambie hacia el otro lado y mueva allí la pierna y la cadera 3 veces de la forma descrita.

La digitopuntura en dolores ciáticos

A la derecha y la izquierda de la columna lumbar se originan unos nervios que se unen en un único haz nervioso, el nervio ciático. El reparto incorrecto de la carga de forma crónica sobre la columna vertebral puede ejercer presión sobre el nervio ciático en casos extremos, irritarlo y provocar inflamaciones. Por esta causa aparecen fuertes dolores, que se extienden desde las nalgas por la cara interna y externa del muslo hasta la rodilla, llegando hasta la pantorrilla y el pie. La ciática suele aparecer de forma repentina y se desarrolla lentamente.

La digitopuntura sobre determinados puntos provoca un alivio de los dolores. Los puntos en la espalda y el muslo aparecen en parejas, ya que están conectados entre sí. Por esta razón, la digitopuntura se lleva a cabo con los dos pulgares al mismo tiempo.

Preste mucha atención y no ejerza una presión excesiva, ya que estos puntos son extremadamente sensibles cuando se sufre de dolor. La

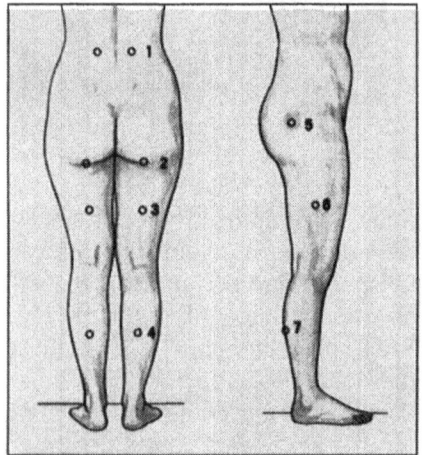

duración para esta presión a pares debe ser de unos 10 segundos.

Trabaje primeramente desde la parte inferior de la espalda hasta las pantorrillas. Seguidamente realice la digitopuntura sobre la cara externa de las piernas y la cara posterior de la pantorrilla con un pulgar únicamente. Cambie entonces a la otra pierna y realice el masaje de presión en el orden indicado.

Ilustración 98 : *Los puntos de la digitopuntura contra los dolores ciáticos*

Reflexoterapia podal

La zona principal que corresponde a la columna vertebral se encuentra a lo largo de las bóvedas de ambos pies. Si observa sus pies detenidamente seguro que le llama la atención la similitud que existe entre la bóveda del pie y la formación de la columna vertebral. Para un ojo especializado incluso se pueden sacar conclusiones sobre los vicios de postura de la columna vertebral —como por ejemplo la lordosis— a partir de la forma de pie.

Para poder realizar un masaje sobre los diferentes puntos reflejos de la columna vertebral, se comienza primeramente por el talón. Trabaje ahora milímetro a milímetro utilizando la técnica del traslado de la oruga (ver ilustración 29) hasta llegar al dedo gordo del pie. Esta técnica se lleva a cabo con el pulgar, la mano pasiva sujeta los dedos para apoyar el pie. Cuando se llega al dedo gordo, deje que su pulgar se deslice de vuelta al talón y reanude la técnica de la oruga, repitiendo el proceso un total de 3 veces.

Seguidamente se realiza un masaje de la zona de la columna vertebral milímetro a milímetro mediante la técnica del roce profundo (ver ilustraciones 27 a 29) hasta llegar al dedo gordo del pie. Para ello describa pequeños círculos con la técnica del roce profundo desde el talón hacia el dedo gordo. La presión puede ser mayor en la zona del talón (área de los huesos sacro y coxis), ya que la piel en este punto suele ser bastante gruesa y estar endurecida. La presión ejercida sobre el resto de la zona deberá ser

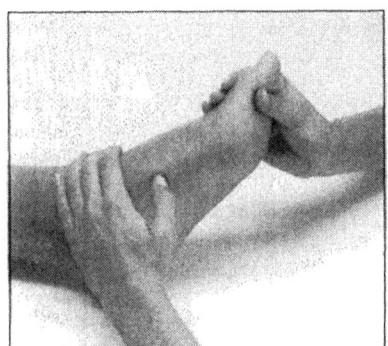 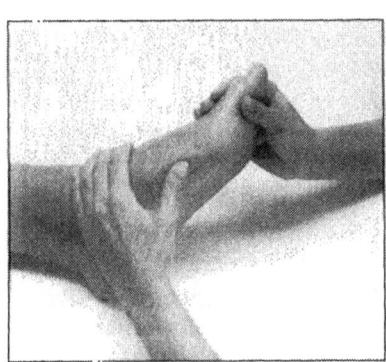

Ilustración 99 : *La técnica del traslado de la oruga debe realizarse sobre la bóveda del pie*

Ilustración 100 : *Los roces profundos sobre la zona principal correspondiente a la columna vertebral ayudan a tratar con buenos resultados las dolencias de la espalda*

menor. Los círculos se abren y se convierten en espirales para que Vd. pueda ir adelantando. Durante el masaje intente descubrir acumulaciones de cristales. Esa zona debería ser sometida entonces a varias unidades de roces superficiales. Cuando haya llegado al dedo gordo, roce superficialmente de vuelta al talón y comience de nuevo con los roces profundos ascendentes, repitiendo todo un total de 3 veces.

Relajación y visualización

Conseguir una relajación física y mental son condiciones indispensables para curar enfermedades de todo tipo, especialmente los problemas de espalda. Durante el masaje y la consiguiente manipulación del cuerpo, se consigue un estado de tranquilidad que ayuda a la recuperación. Para completar este estado conseguido a través de la influencia externa con una relajación mental, el masaje de la espalda debería estar acompañado de determinados ejercicios de relajación como remate. El siguiente ejercicio está compuesto de una combinación de fórmulas que ayudan a conseguir relajación y curación. Por esta razón es muy adecuada como medida 1 el masaje de espalda. Pero además puede llevarse a cabo como ejercicio único, lo cual está pensado especialmente para personas que no pueden recibir un masaje ni realizar ejercicios de movimiento a causa de su estado. Ello ocurre especialmente en las dolencias agudas de la espalda, como por ejemplo la ciatalgia grave o las lesiones de los discos intervertebrales, así como lesiones de la columna vertebral.

Retírese a una habitación tranquila con luz moderada. Siéntese cómodamente en una silla o un sillón. Cuide especialmente de que las plantas de ambos pies estén en contacto con el suelo. Si prefiere relajarse estando echado, elija un lugar cómodo y tápese con mantas. Cierre los ojos.

Preste mucha atención a su respiración; respire tranquila y acompasadamente. Inspire 5 veces profundamente, y cada vez que espire diga en voz baja "relájate".

Concéntrese en su cara y note la tensión alrededor de los ojos y la boca. Imagínese gráficamente la respiración —como una cuerda con un nudo o un puño cerrado— e imagínese también cómo la tensión va desapareciendo lentamente hasta que se vuelve blanda como una goma destensada o un guante vacío. Note cómo se relajan sus ojos y su boca, cómo la relajación se va extendiendo por su cuerpo como una ola. Cierre los párpados con fuerza, tensando también los músculos de su cara. Ahora relájese de nuevo. Perciba cómo la distensión se transmite a todo el cuerpo.

Ahora deslícese imaginariamente por todos los puntos de su cuerpo —mandíbula, cuello, hombros, espalda, brazos y antebrazos, manos, pecho, abdomen, bajo vientre, muslos, pantorrillas, pies— hasta que todo el cuerpo se encuentre totalmente relajado. Imagínese la tensión gráficamente (como un nudo, un puño o similar). E intente ver cómo desaparece. Ahora está relajado.

Ahora imagínese un paisaje especialmente bonito, en el cual le gustaría estar en ese momento. Piense en los colores, los sonidos y los contornos del lugar en todos sus detalles.

Imagínese durante unos dos, tres minutos cómo pasa el tiempo relajadamente en este sitio tan bonito.

Seguidamente piense en su columna vertebral, en su ligera curvatura y en los distintos cuerpos vertebrales. Piense en que la columna vertebral es una pequeña maravilla de la naturaleza en cuanto a estabilidad y movilidad. Por este pilar discurre un chorro caliente, que tendrá su color preferido.

Este chorro caliente y de color contiene energía curativa, que entra en cada uno de los cuerpos vertebrales desde arriba hacia abajo y desde la derecha a la izquierda. Tiene la capacidad de curar lesiones y deshacer contracturas. En cada espiración salen partes del chorro y con ellas tensiones y lesiones. Al inspirar se recupera de nuevo.

Centre su atención en los puntos de la espalda especialmente contraídos o lesionados. El chorro calienta y relaja estos segmentos y se lleva todo lo que no es agradable.

Si sufre de grandes dolores, el chorro curativo los apaciguará y aliviará.

Sean las lesiones del tipo que se quiera, Vd. le dará a su cuerpo la orden de curarse por sí mismo. Imagínese cómo su cuerpo vuelve a estar sano y libre de molestias. Este estado es paradisíaco. Lo nota en su piel y lo disfruta. Relaje ahora sus párpados y tome consciencia de que se encuentra en una habitación.

Abra los ojos y respire tres veces de forma intensiva. Ahora vuelve a estar dispuesto a seguir con su actividad normal.

Este ejercicio de relajación lo puede realizar 2 veces al día — solo o con otra persona. El papel de la segunda persona consiste en leerle el texto lentamente. Si lo realiza a solas debería leerse el texto un par de veces antes para poder recordarlo mientras practica. Otra posibilidad consiste en grabar el texto en cinta.

Otras *medidas aconsejables* para prevenir y tratar las dolencias de la espalda son las siguientes (ver capítulos correspondientes en el texto):
- el baño completo caliente o el baño aromático
- la ducha caliente con ejercicios de movimiento
- la terapia de infrarrojos
- las envolturas calientes y húmedas sobre el tronco
- la envoltura de fango-musgo
- la aplicación del chorro de agua fría sobre la espalda, muy útil para fortalecer y estimular la irrigación sanguínea de toda la espalda; se recomienda principalmente como medida preventiva
- el tratamiento con frío en casos de ciática que empeoran con la aplicación de calor. En casos concretos esta aplicación requiere el consentimiento de un especialista.

EL MASAJE DE VIENTRE Y PECHO

El masaje de la cara anterior del cuerpo está indicada en los casos en que se está frecuentemente bajo los efectos de la tensión nerviosa, la sensación de ahogo y de intranquilidad. Son precisamente estos estados los que se manifiestan más marcadamente en la cara anterior de nuestro cuerpo. En la mayoría de los casos, los músculos de la caja torácica y cavidad abdominal se encuentran muy contraídos, lo cual puede provocar una limitación de los movimientos respiratorios.

El pecho y el abdomen son dos centros de nuestro cuerpo, que están en íntimo contacto con nuestros sentimientos. Mientras que el centro que constituye el corazón determina y estructura nuestras emociones más delicadas —como el amor, la compasión, la bondad y la magnanimidad— así como el desarrollo de la personalidad individual, en la cavidad abdominal se encuentra el plexo solar, una concentración de importantes nervios, y algo por debajo del ombligo nuestro centro. El vientre se considera el centro del equilibrio interno, de la fuerza de gravitación, la vitalidad y la energía sexual. Los centros del tórax y el vientre están unidos entre sí por medio de la respiración, de la cual obtienen su fuerza. Las tensiones emocionales, que se producen por el miedo por ejemplo, provocan una forma de respirar que se denomina respiración superficial: el aire ya no puede entrar libremente hasta la "cavidad abdominal", lo cual no solamente limita el aporte de oxígeno, sino también la intensidad de los sentimientos. Los estados emocionales sin vigor y confusos nos dominan y determinan el estado anímico: nos sentimos deprimidos y agobiados por los miedos; algo que no sabemos definir nos oprime el pecho y algo pesado e indigerible nos llena el estómago y produce dolor o una sorda sensación de presión. Lo que solemos considerar molestias digestivas o sensación de opresión en el pecho puede ser indicación de que hemos reprimido los sentimientos de ira, tristeza, enfado, pero también alegría y amor.

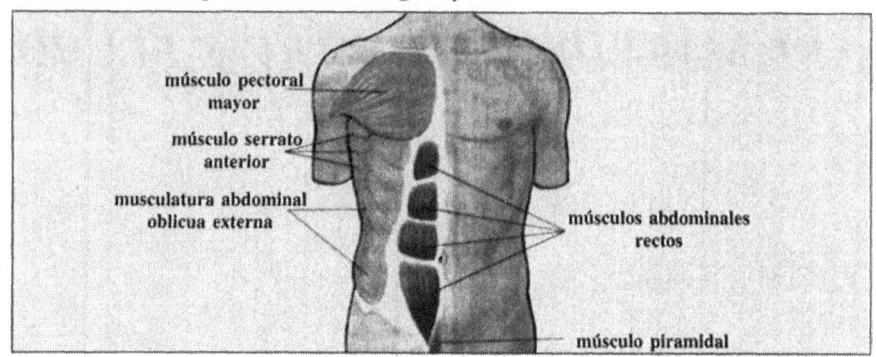

Ilustración 101 : *Músculos ventrales del cuerpo*

A veces los problemas sexuales que no queremos reconocer o tener en cuenta, pueden producir importantes tensiones en la zona del bajo vientre (hara). las molestias producidas por la menstruación femenina o el vientre hinchado de los hombres pueden ser formas de expresión corporal de estos sentimientos reprimidos y estancados.

Además de ello existen muchos factores de riesgo, como la influencia del medio ambiente, un exceso de tabaco, un fuerte consumo de alcohol y los hábitos incorrectos de alimentación, que pueden perjudicar a nuestros órganos respiratorios y abdominales y que en determinadas circunstancias pueden provocar o facilitar la aparición de las molestias descritas.

Un masaje de pecho y vientre tiene un efecto armonizador y alivia las tensiones. Hace que seamos más conscientes de nuestro centro, hace desaparecer las sensaciones de miedo y estrés y ayuda a respirar profundamente. Después de un masaje de este tipo, muchas personas se sienten realmente llenas de energía, lo cual contribuye a recuperar un nuevo ánimo de vivir muy positivo.

Para el masaje del vientre y el pecho, su pareja se encuentra cómodamente en posición de decúbito supino (ver ilustración 40).

El cuerpo está desnudo, las piernas se mantienen calientes con ayuda de una manta. Cuando realice el masaje sobre el pecho proteja el vien-

Dolencias que ayuda a combatir el masaje de vientre y pecho

- Acumulación de mucosidades de los bronquios (en resfriados)
- Sensación general de opresión en el pecho
- Dificultades respiratorias
- Estados de miedo, intranquilidad interior
- Molestias digestivas, estreñimiento, sensación de saciedad, flato, pesadez e indigestiones
- Dolores en el bajo vientre durante la menstruación

Tabla 8 : *Efectos del masaje de pecho y vientre*

tre con una manta del enfriamiento; lo mismo es válido para el pecho cuando se trabaje el vientre. Además de calor, la manta también da sensación de protección, lo cual es especialmente importante para el pecho y el vientre. Comience con el masaje del vientre. Para ello arrodíllese o póngase de pie al lado de su pareja a la altura de las caderas. Cuando lleve a cabo el masaje del pecho póngase de rodillas o de pie al aldo de la cabeza.

Lo que debe tenerse en cuenta:

- La pareja no debe comer nada y beber muy poco justo antes del masaje. Realizar un masaje sobre un estómago lleno produce sensaciones muy desagradables, que incluso pueden provocar malestar.

- A muchas personas, el masaje del vientre y el pecho les resulta en un principio muy desagradable, ya que consideran la cara ventral del cuerpo como una zona desprotegida y muy sensible. Por está razón debe actuarse con mucho cuidado y comprensión al realizar el masaje.

- En las mujeres no debe realizarse el masaje directamente sobre los senos, sino solamente sobre los grandes músculos pectorales en la zona superior de la cintura escapular.

- Comience el masaje con unos roces superficiales sobre pecho y vientre que establezcan el primer contacto.

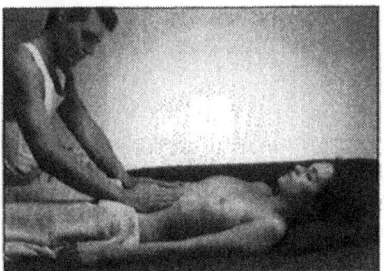

Ilustración 102 : *Comience el masaje de vientre y pecho con cuidadosos roces superficiales que empiecen el contacto*

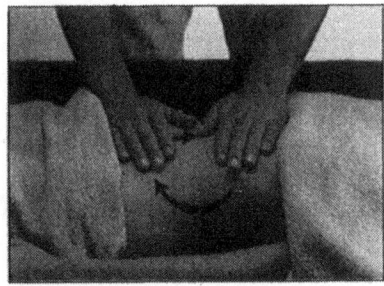

Ilustración 103 : *Este roce superficial en círculo se realiza ejerciendo una ligera presión*

Por medio de roces superficiales fluídos y suaves se reparte el aceite de masaje y se realiza el primer contacto. Para ello apoye con cuidado ambas manos sobre el bajo vientre. Deje que sus manos descansen allí durante un par de segundos para que su pareja pueda acostumbrarse al contacto. Seguidamente realice el roce superficial lentamente en dirección ascendente ejerciendo una ligera presión por encima de las costillas hasta llegar a los hombros. Cuando haya llegado a este punto deje que sus manos se deslicen por los costados del cuerpo hasta la posición inicial en el bajo vientre.

Repita esta operación un total de 3 veces.

- Ahora siga con el masaje con roces superficiales en círculos.

Después de haber cubierto el pecho con una toalla, se realiza un roce superficial completo de todo el abdomen. Estas unidades producen una agradable sensación de tranquilidad y equilibrio, lo cual es importante cuando existen problemas digestivos o molestias propias de la menstruación para poder hacer desaparecer la tensión. Para ello inclínese a un lado del cuerpo y coloque su mano izquierda pasiva en la zona del arco costal. No debe apoyarse sobre esta mano, sino que ésta únicamente debe descansar allí para conferir una sensación de seguridad. Con la mano derecha comience a describir en sentido de las manecillas del reloj un amplio círculo por debajo del ombligo. La presión será moderada.

Realice al menos 6 grandes círculos por medio del roce superficial.

- A continuación se realiza un roce algo más complicado que requiere un poco de habilidad y práctica. Tiene unos efectos especialmente tranquilizadores y alivia los dolores de la cavidad abdominal. Los movimientos circulares se realizan con ambas manos al mismo tiempo: apoye las dos manos sobre el vientre y describa un gran círculo en el sentido de las manecillas del reloj, para lo cual una mano sigue a la otra. Deje que una mano se deslice hasta el talle y después hacia abajo hasta la cadera, mientras que la otra roza el vientre en dirección ascendente. Si se continúa con el movimiento circular, las manos se cruzan y la pared abdominal se corre levemente.

Ahora pase la mano izquierda por encima del brazo derecho y apóyela de nuevo rápidamente sobre el vientre, mientras que la mano derecha se desliza hacia el bajo vientre pasando por el costado. Intente mantener un ritmo fluido cuando cruce las manos y levante una de ellas, de forma que su pareja tenga la sensación de que se trata de un movimiento circulatorio sin interrupción.

Repita todo el proceso un total de 5 veces.

- Para estimular la circulación de los músculos abdominales y liberarlos de tensiones se trabaja todo el abdomen con la técnica del amasamiento. Primero se trata el lado derecho partiendo del lado izquierdo del cuerpo (después al revés).

La zona especialmente carnosa del talle se amasa con fuerza utilizando ambas manos al mismo tiempo hasta llegar al arco costal.

Seguidamente se amasa con una presión algo menor y con las yemas de los dedos la pared abdominal. Trabaje en varias filas a través del vientre, partiendo desde el centro del cuerpo hacia el talle. Cuando haya llegado al talle roce ligeramente con los dedos en dirección al centro, apoye los dedos al lado de la zona ya trabajada y comience a amasar una nueva zona con las yemas de los dedos.

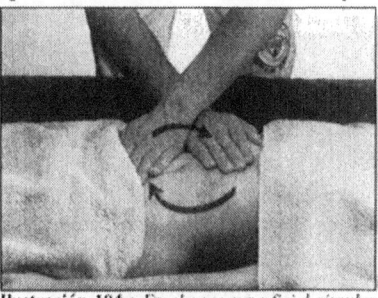

Seguidamente repita todo el proceso de amasamiento y cambie al lado izquierdo.

- La siguiente fase del masaje debería aplicarla cuando su pareja sufra de trastornos digestivos. Pero también puede pasar directamente al próximo tratamiento.

Ilustración 104 : *En el roce superficial circular realizado con ambas manos es importante no perder el ritmo cuando se apoya de nuevo la mano izquierda*

Una alimentación poco equilibrada, pero también la escasez de movimiento y el estrés provocan estreñimiento o flatulencia. El masaje del intestino puede ser de gran ayuda en estos casos, ya que estimula la actividad intestinal de forma natural. Para aumentar los efectos beneficiosos del masaje debería utilizar un aceite especial (ver tabla 4) y realizar la respiración con abdomen-diafragma como medida adicional (ver "terapia respiratoria").

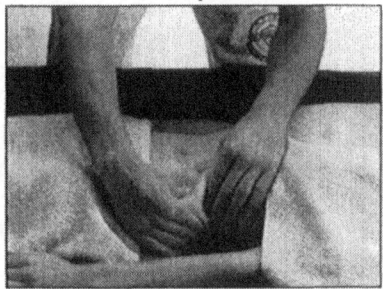

Ilustración 105 : *En el talle puede amasar con fuerza sin nungún problema, pero sobre la pared abdominal es mejor trabajar con las yemas de los dedos y con más suavidad*

Apoye la mano derecha sobre la mitad inferior derecha, mientras que la mano izquierda pasiva se coloca oblicuamente delante de la activa. Realice un roce profundo con las yemas de los dedos de la mano derecha, describiendo círculos sobre la piel en sentido de las manecillas del reloj, entonces abra el círculo y realice una espiral en sentido ascendente. De esta forma se habrá movido un poco más hacia arriba, en un punto donde volverá a describir círculos y siguiendo con el tratamiento de igual forma.

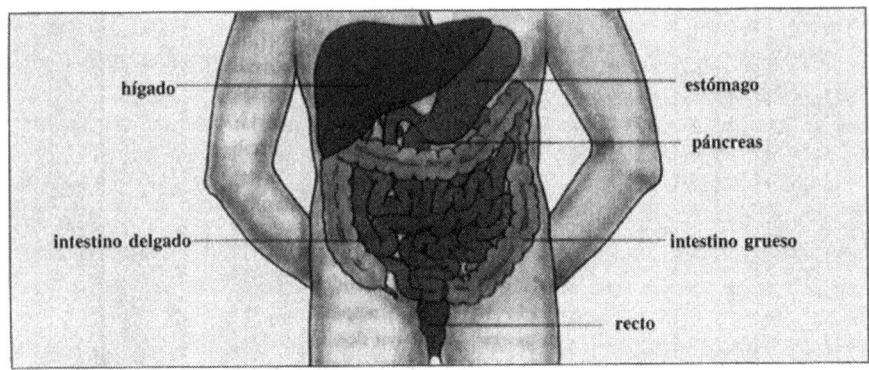

Ilustración 106 : *La posición del intestino grueso y el intestino delgado*

La mano izquierda se apoya simplemente sobre la zona trabajada. Siga el recorrido del intestino grueso: desde la derecha abajo hacia el talle, seguidamente en dirección oblicua y bajando de nuevo por el lado izquierdo. Realice un roce profundo primero a lo largo del costado derecho hacia arriba hacia la derecha del arco costal derecho, pasando hacia el lado izquierdo del arco hasta llegar al costado, bajando hasta el bajo vientre y finalizando en el punto de salida deslizando las manos oblicuamente. A continuación realice un masaje sobre el intestino delgado ejerciendo una ligera presión.

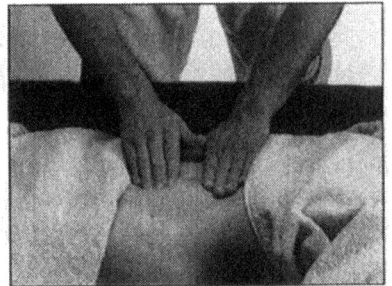

Ilustración 107 : *Los masajes realizados mediante la técnica del roce profundo son de gran ayuda en casos de flatulencia y estreñimiento de una forma completamente natural*

Después de haber sometido a todo el tracto intestinal al efecto del roce profundo, repita todo el proceso otra vez.

- Si su compañera sufre de molestias provocadas por la menstruación, realice las siguientes maniobras antes de los roces profundos, lo cual aliviará los dolores: el masaje suave sobre el bajo vientre y el de la zona del sacro pueden ser de ayuda para aumentar la conciencia femenina del propio cuerpo, eliminar la tensión interior y deshacer las fuertes contracturas musculares que aparecen en esta zona, lo cual frecuentemente produce una inmediata sensación de estar libre de molestias. Una conversación llena de comprensión actúa desde dentro y aumenta los efectos del masaje. Además, los ejercicios respiratorios antes descritos y las medidas terapéuticas a base de aromas se recomiendan para aliviar esos dolores.

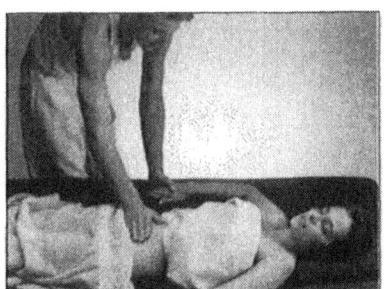

Ilustración 108 : *Con esta maniobra tranquilizadora se combaten las molestias producidas por la menstruación*

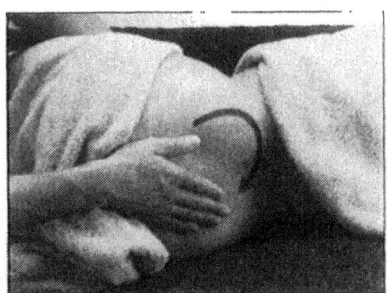

Ilustración 109 : *Con estos roces superficiales circulares se pueden aliviar los dolores durante la menstruación y naturalmente eliminarse*

Colóquese de pie o de rodillas a la derecha de su compañera. Para este masaje apoye la mano derecha debajo del ombligo, con la mano izquierda tome a su compañera de la mano. Esto crea una sensación de compenetración y seguridad, muy importantes en estos casos.

Después de pasados unos momentos comience a realizar con su mano derecha suaves movimientos oscilatorios hacia la derecha y la izquierda. Después de unos 15 segundos finalice estos movimientos, pero deje su mano apoyada en el mismo punto durante un rato más.

Seguidamente pídale a su compañera que se gire hacia el lado derecho con las piernas ligeramente flexionadas. Colóquese de pie o de rodillas justo al lado de su cuerpo y apoye la mano izquierda sobre el bajo vientre, mientras que la mano derecha activa permanece sobre la zona del sacro. Pasados unos momentos comience a describir un gran círculo (en sentido de las manecillas del reloj) mediante la técnica del roce profundo sobre la zona del sacro y la columna lumbar. La mano izquierda no se aparta del bajo vientre. Después de haber descrito 5 círculos, cambie de dirección y describa 5 más en sentido contrario al de las manecillas de un reloj. Cuando termine, su compañera se echará de nuevo boca arriba.

- Finalice el masaje abdominal con roces superficiales, que tranquilizan y relajan. Para ello apoye ambas manos sobre el bajo vientre y roce superficialmente, con lentitud y regularidad, por encima del vientre hasta las costillas. Cuando haya llegado a este punto gire las manos de tal forma que las puntas de los dedos indiquen hacia el centro. Deslice las manos en semicírculo hacia abajo.

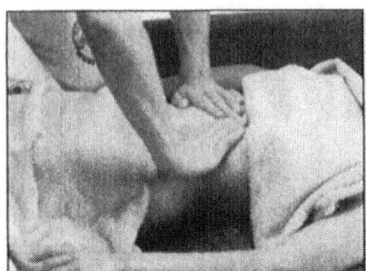

Ilustración 110 : *Con suaves roces superficiales se termina el masaje del vientre*

Sus manos se encuentran ahora en los costados del tronco, a la altura del talle. Júntelas describiendo un semicírculo, de forma que están apoyadas una al lado de otra debajo del ombligo (posición inicial). Repita el proceso al menos 5 veces.

- A continuación del masaje del vientre se trabaja la zona del pecho. Primeramente aleje la toalla caliente y cubra el vientre antes sometido a los efectos del masaje. Compruebe si el lubricante antes extendido por la piel ya ha sido absorbido por ésta. Si es así, debe aplicar más sobre el pecho.

Para realizar el masaje colóquese de pie o de rodillas en el extremo de la superficie donde está echada su pareja, en la parte de la cabeza.

Primero lleve a cabo un masaje de roce superficial sobre el pecho de su pareja.

Apoye ambas manos sobre los hombros, las puntas de los dedos indican hacia abajo, hacia el pecho. Ahora roce superficialmente hacia arriba. En las mujeres, partiendo de los hombros en dirección al centro del esternón, desde allí hacia abajo en dirección al arco costal y los costados del cuerpo, volviendo de nuevo a los hombros. En los hombres puede deslizar las manos por encima de pecho hasta llegar al arco costal, con un roce oblicuo hacia fuera, volviendo a los hombros desde allí.

Repita todo el proceso al menos 4 veces.

- Después de los roces superficiales se da paso al amasamiento intensivo del músculo pectoral mayor, sobre el cual también se influye gracias a esta maniobra de efectos profundos.

En el masaje del segmento izquierdo de este músculo hay que tener en cuenta que esta región está en contacto segmental con el corazón (ver masaje del tejido conjuntivo). Si se sufre de graves problemas de corazón existe el peligro de empeorar la situación por medio del masaje intensivo. Ello debe tenerse muy en cuenta a la hora de realizar un masaje del pecho —en caso necesario deberá renunciarse

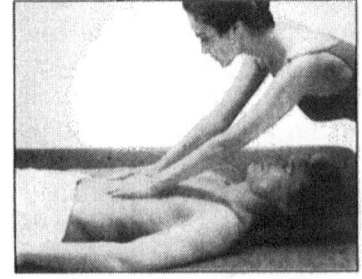

Ilustración 111 : *El masaje del tórax comienza con roces superficiales ligeros; en las mujeres deberían realizarse cerca del esternón para no realizar el masaje sobre los senos*

al masaje sobre esta zona   Si tiene alguna duda consulte a su médico si debería prescindirse de este tipo de masaje dado su estado de salud.

El masaje comienza en la axila derecha. Ya que en esta zona el músculo está bien desarrollado y es carnoso, puede levantarlo con ambas manos al mismo tiempo, presionarlo y rodarlo.

Después de haber amasado esta zona durante un rato, deberá emplear la técnica de las yemas de los dedos en el tratamiento posterior   – el músculo se hace más plano y menos fuerte. En las *mujeres* no debe realizarse el masaje sobre el tejido de los senos, sino solamente la mitad superior del pecho. En los *hombres* se puede realizar el masaje de todo el músculo pectoral con las yemas de los dedos evitando la zona del pezón.

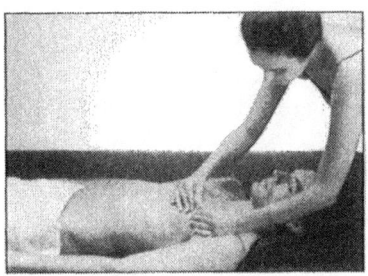

Ilustración 112 : *Cuando amase el músculo pectoral mayor con las yemas de sus dedos y haga vibrar con fuerza las zonas más carnosas, eliminará las contracturas de la zona pectoral*

Después de haber amasado toda la mitad derecha una vez, cambie hacia el lado izquierdo. Aquí solamente se puede realizar los amasamientos con cuidado por las razones antes comentadas.

- Los siguientes ejercicios son muy adecuados si su pareja se encuentra muy resfriada o sufre de bronquitis. En estos casos se acumulan mucosidades en los bronquios. El cuerpo reacciona con fuertes ataques de tos y se tienen dificultades para respirar, lo cual somete a un gran esfuerzo a todo el organismo y puede producir un estado de cansancio general.

Con el ejercicio de masaje llevado a cabo a continuación se puede provocar de forma natural el desprendimiento de la fina acumulación de mucosidad, ya que se producen suaves vibraciones en la cavidad torácica y en los pulmones. Además debería realizar el masaje del tronco utilizando mezclas especiales de aceites etéricos, no solamente para lubrificar, sino también como mucolíticos (ver tabla 9).

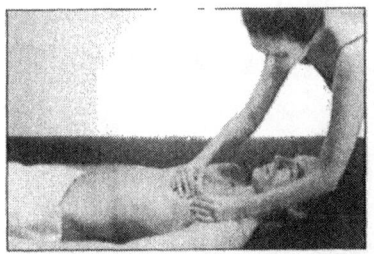

Ilustración 113 : *Estas percusiones con puño cerrado son especialmente adecuadas cuando se sufre de bronquitis, ya que ayudan a eliminar las acumulaciones de mucosidades*

Primeramente se trabaja sobre la cara anterior de la caja torácica con ligeras percusiones con puño cerrado, que sin embargo no deben tocar directamente la piel de su pareja. Por esta razón, apoye su mano izquierda con cuidado sobre la mitad derecha del pecho, debajo de la clavícula. Realice la percusión con las yemas de los dedos de la mano derecha, con el movimiento proviniendo de la muñeca, sobre el dorso de la mano izquierda. Cuando haya terminado con una determinada zona, apoye la mano izquierda sobre la zona situada justo debajo. Trabaje con esta técnica todo el tórax (en las mujeres solamente hasta el comienzo de los senos, en los hombres hasta el arco costal). A continuación se lleva a cabo la percusión cuidadosa del lado izquierdo del tórax utilizando la misma técnica.

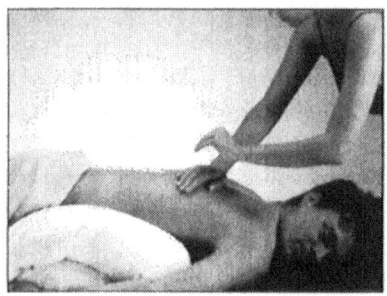

Ilustración 114 : *Si su pareja descansa en esta posición sobre un cojín grande desparecen en gran medida las dificultades respiratorias gracias a la percusión*

- Para la siguiente fase del ejercicio necesita un cojín grande sobre el cual se echará su pareja sobre el vientre. De esta forma, el tronco se inclina hacia adelante, lo cual hace más fácil el drenaje de las mucosidades.

De rodillas o de pie al lado izquierdo de su pareja, se trabaja primero el lado derecho del tronco. Apoye la mano izquierda bien abierta debajo del omóplato, mientras realiza las percusiones con las yemas de los dedos de la mano derecha. Trabaje subiendo lentamente hasta el hombro. Tómese el tiempo necesario, ya que las mucosidades necesitan mucha vibración para desprenderse. Cuando haya llegado al hombro colóquese al lado izquierdo de la superficie donde se encuentra echada su pareja para tratar del mismo modo la mitad izquierda del cuerpo.

- Normalmente, cuando su pareja no está constipada y no tiene bronquitis se lleva a cabo un amasamiento del músculo pectoral con roces superficiales. Tienen un efecto en profundidad, tranquilizan y relajan. La pareja descansa sobre la espalda y Vd. está colocado de pie o de rodillas a su izquierda....

Sus manos están apoyadas al borde de la caja torácica y efectúan roces superficiales, alternándose la mano derecha y la izquierda, con movimientos

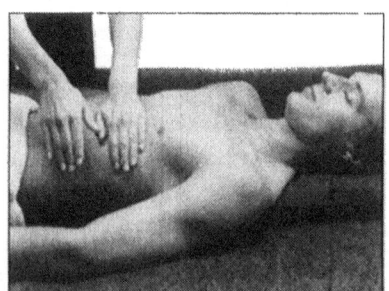

Ilustración 115 : *Con estos roces superficiales realizados de forma rítmica con ambas manos se finaliza el masaje de pecho y espalda*

lentos oblicuamente hacia el centro, hacia el esternón. Para ello puede tirar del cuerpo hacia Vd., de forma que se levante levemente de la base. Con estos roces superficiales de la mano derecha e izquierda —con una mano se mantiene constantemente el contacto con la piel— se trabaja hasta llegar a la axila. En este punto vuelva con una mano rápidamente al punto inicial en el borde inferior de la caja torácica y haga que la otra la siga. Repita toto el proceso un total de 5 veces, seguidamente cambie hacia el lado derecho para poder efectuar el roce superficial sobre el lado izquierdo del cuerpo, tape a continuación el vientre y el pecho de su compañero con una manta y deje que descanse durante un rato.

MEDIDAS COMPLEMENTARIAS

Después del masaje de vientre y pecho, todos aquellos músculos sometidos a la acción del masaje están bien irrigados y calientes. Éste es el mejor estado para realizar el siguiente ejercicio de respiración. Además se puede aumentar notablemente el efecto del masaje con ayuda de la aromatoterapia.

Terapia respiratoria

La respiración de abdomen-diafragma es la base de la terapia respiratoria, sobre la cual se han desarrollado otras técnicas especiales. Sus efectos son generales y sin embargo muy concretos: una respiración más profunda aumenta la sensación de bienestar y estimula las capacidades de autocuración, además actúa como potenciador de la curación de las enfermedades de las vías respiratorias.

También provoca movimientos de la cavidad abdominal que realizan un masaje sobre todos sus órganos. De esta forma se pueden hacer desaparecer tensiones internas, lo cual es muy útil para aliviar los síntomas de las enfermedades nerviosas de estómago-intestino y los problemas cardíacos.

El ejercicio respiratorio que se lleva a cabo a continuación se puede realizar solo o en compañía de su pareja, echado en decúbito supino con las piernas flexionadas (colocar un cojín debajo). Las manos se colocan al lado del cuerpo o sobre el vientre para poder notar mejor los movimientos ascendentes y descendentes.

La respiración de abdomen-diafragma

Comience respirando lentamente a través de la nariz. Deje simplemente que su respiración fluya, sin pensar cómo y hacia dónde respira.

Después de 5 espiraciones e inspiraciones dirija su atención hacia adentro, e imagínese la espiración como un movimiento, una ola, en dirección al cuello. Después de una pequeña pausa de respiración, su cuerpo vuelve a necesitar aire. Permita que el aire entre a través de la nariz e imagínese cómo pasa el aire por el cuello hasta llevar a la cavidad torácica, siguiendo hasta llegar al pubis. Si le ayuda su pareja en este ejercicio, debería colocar la mano sobre la pared abdominal, la otra sobre el bajo vientre para llamar su atención hacia esa zona.

En sus pensamientos, la ola de aire entra hasta el vientre cuando inspira. Por ello, la pared abdominal se levanta automáticamente. Seguidamente viene la espiración, la ola rueda de vuelta hacia arriba hacia el cuello y sale suavemente por su nariz. Expulse todo el aire, de forma lenta y regular. La relación entre inspiración y espiración es de 2 a 1, es decir, la fase de espiración es más larga que la de inspiración. A continuación se hace una pequeña pausa en la respiración y pasados un par de segundos su cuerpo mismo exigirá más aire.

Lo que debe tener en cuenta:

No realice los movimientos de la pared abdominal de forma consciente, sometiendo los músculos a un esfuerzo. Esta utilización de la fuerza no tiene nada que ver con su respiración. Piense en que solamente la respiración mueve su cuerpo. Simplemente relaje sus músculos

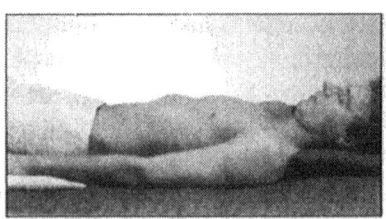

Ilustración 116 : *En esta posición tan cómoda sobre la esplada se puede aprender fácilmente la respiración de abdomen-diafragma : cuando espira, su pared abdominal se hunde automáticamente*

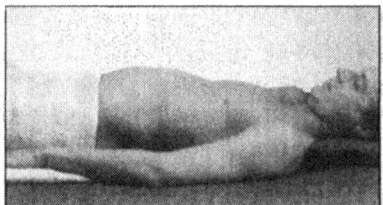

Ilustración 117 : *Al inspirar no debería tensar los músculos de forma activa, sino que el aire empuja la pared abdominal hacia arriba - sin que haya necesidad de hacer nada*

abdominales y su voluntad -¡porque Vd. está siendo respirado!

Al principio solamente debería inspirar y espirar entre 8 y 10 veces. En este estadio de práctica es más importante que desarrolle la consciencia de la respiración abdominal. Si practica esta respiración de abdomen-diafragma de forma regular cambiará toda su manera de respirar y su sensación de bienestar, ya que su cuerpo requiere el aprovechamiento total de volumen de aire y la capacidad pulmonar.

La aromatoterapia

El efecto del masaje de vientre y pecho puede aumentarse considerablemente gracias a la utilización de determinadas mezclas de aceites aromáticos - tienen un efecto sedante, mucolítico y analgésico. Puede utilizar estos aceites, por ejemplo, como lubricantes cuando haya un resfriado o friccionar con ellos el cuerpo después del masaje.

Aceite etérico,	dosificación,	dolencias contra las que sirve de ayuda,	efectos curativos.
Esencia de hinojo	2 cucharadas de excipiente * (aceite de almendras dulces) mezcladas con 3 gotas de esencia de hinojo	Flatulencia, problemas digestivos, estreñimiento, malestar general	Antiespasmódico, eliminar la flatulencia, ligero efecto purgante
Esencia de camomila	2 cucharadas de excipiente mezcladas con 2 gotas de esencia	Diarrea, flatulencia, indigestión, gastritis	Analgésico, antiespasmódico, armonizador, tranquilizante
Esencia de menta	2 cucharadas de excipiente mezcladas con dos gotas de esencia	Enfermedades producidas por enfriamiento, como la tos, la gripe, el catarro y la bronquitis	Antipirético, refrescante, mucolítico
Esencia de eucalipto o *Cajeput*	2 cucharadas de excipiente mezcladas con 2 gotas de esencia	Infecciones de las vías respiratorias, resfriado, tos, bronquitis, alivia los síntomas en la fiebre del heno y el asma	Mucolítico, expectorante, antiespasmódico

Tabla 9: *Mezclas de aceites aromáticos, que aumentan los efectos del masaje de vientre y pecho*

* Una cantidad de 2 cucharadas de excipiente es suficiente para el masaje parcial de pecho y/o vientre. Si sobrara algo, se pueden realizar varias fricciones al día.

EL MASAJE DE BRAZOS Y MANOS

Con ayuda de nuestras manos y nuestros brazos podemos darle forma a nuestra vida. Además de las maniobras cotidianas que son importantes para nuestra supervivencia, utilizamos nuestros órganos de prensión también como expresión de las capacidades creativas y artísticas que se encuentran en nosotros: pintar, tocar un instrumento musical, bailar y hacer manualidades solamente son algunos ejemplos de nuestra aportación artístico-creativa hacia nuestro entorno, para la cual empleamos nuestros brazos y nuestras manos.

Los movimientos de nuestros brazos y nuestras manos son además una de las formas más importantes de comunicación humana. Gracias a ellas podemos afianzar nuestra comunicación a través del lenguaje y traducirla en hechos sólidos. Las manos también son importantes para nuestra comunicación no verbal (que no utiliza el lenguaje), ya que a menudo un gesto cariñoso expresa más cosas de las que sería posible a través de las palabras. Precisamente es en el masaje donde esta forma de comunicación sin palabras desempeña un papel muy importante, ya que las manos transmiten el mensaje mental del poder curativo de nuestras manos. La capacidad de rendimiento y la movilidad de nuestras manos y brazos son posibles gracias a un gran número de músculos mayores y menores y múltiples articulaciones.

Si se produce un sobresfuerzo de naturaleza deportiva o profesional pueden aparecer contracturas musculares, procesos inflamatorios y síntomas de desgaste en las articulaciones. La conocida tendinitis o el codo de tenista son solamente algunos ejemplos, cuyo síntomas típicos son una musculatura dolorida, unos tendones irritados, hinchazón e inflamaciones en las articulaciones de las manos y el codo.

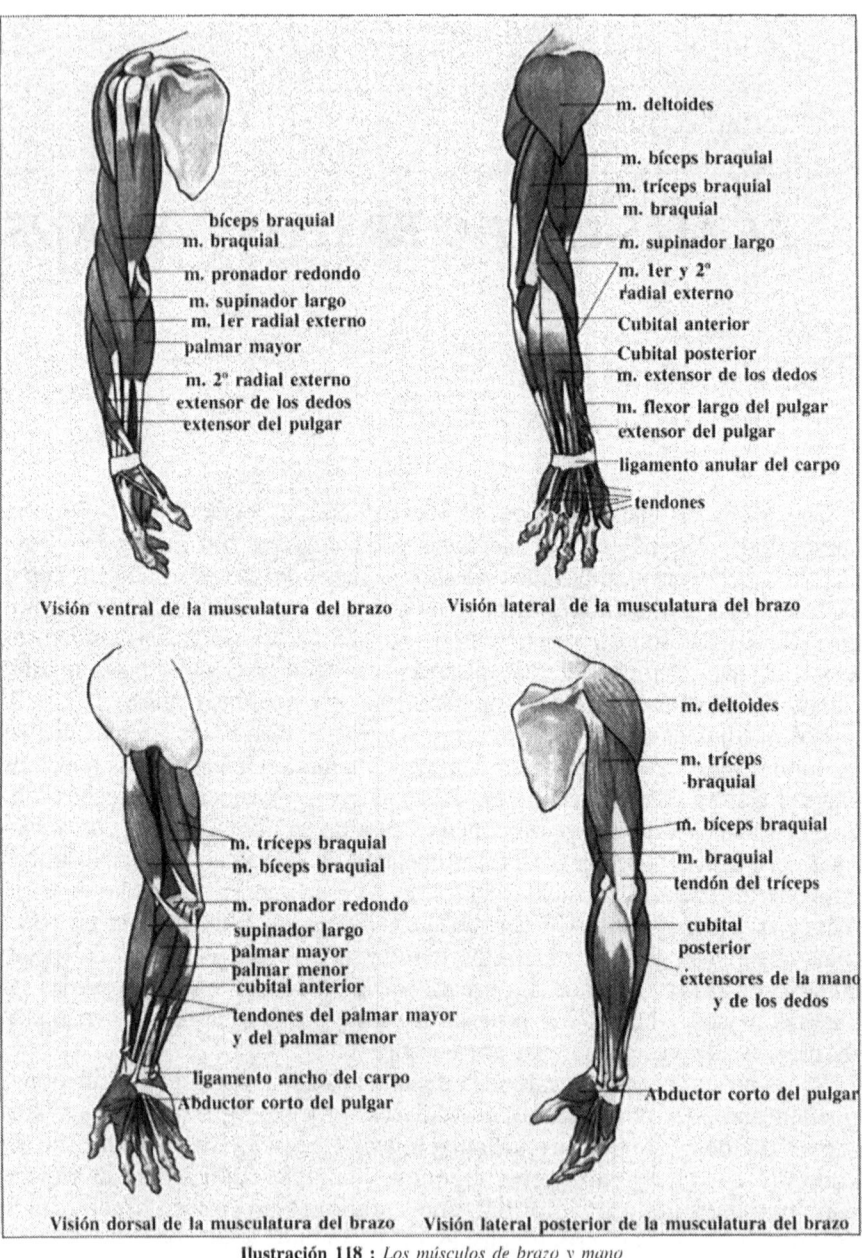

Visión ventral de la musculatura del brazo

bíceps braquial
m. braquial
m. pronador redondo
m. supinador largo
m. 1er radial externo
palmar mayor
m. 2º radial externo
extensor de los dedos
extensor del pulgar

Visión lateral de la musculatura del brazo

m. deltoides
m. bíceps braquial
m. tríceps braquial
m. braquial
m. supinador largo
m. 1er y 2º radial externo
Cubital anterior
Cubital posterior
m. extensor de los dedos
m. flexor largo del pulgar
extensor del pulgar
ligamento anular del carpo
tendones

Visión dorsal de la musculatura del brazo

m. tríceps braquial
m. bíceps braquial
m. pronador redondo
supinador largo
palmar mayor
palmar menor
cubital anterior
tendones del palmar mayor y del palmar menor
ligamento ancho del carpo
Abductor corto del pulgar

Visión lateral posterior de la musculatura del brazo

m. deltoides
m. tríceps braquial
m. bíceps braquial
m. braquial
tendón del tríceps
cubital posterior
extensores de la mano y de los dedos
Abductor corto del pulgar

Ilustración 118 : *Los músculos de brazo y mano*

Según el cuadro clínico, el masaje de las extremidades superiores puede realizarse por separado o conjuntamente con el tratamiento de nuca y hombros. Otra posibilidad consiste en realizarlo a continuación del masaje de la espalda. La elección y combinación deben ajustarse a cada caso en particular, a las necesidades de su pareja y sus dolencias.

En general, un masaje de brazos y manos tiene unos efectos muy beneficiosos cuando se ha producido un esfuerzo muscular excesivo y ayuda a prevenir los síntomas de enfermedad en esta zona. Por estas razones, es muy adecuado cono método de calentamiento de los músculos en determinados deportes, como el tenis o deportes similares.

Si ya existe una lesión con manifestaciones inflamatorias, no debe darse un masaje en esa zona. Solamente cuando la inflamación está a punto de desaparecer, el masaje contribuye en el proceso curativo de forma natural (por ejemplo, después de sufrir tendinitis, codo de tenista, desgarros musculares y de tendones).

Ya que el masaje de manos y brazos, estimula de forma muy importante el flujo linfático, se puede influir notablemente en los casos de manos y brazos fríos e hinchados crónicamente. El masaje de las manos tiene además otro efecto terapéutico; como en los pies, en las manos también existen determinadas zonas que están unidas de forma refleja con los órganos internos.

El masaje de las zonas reflejas de la mano no es tan eficaz como el de los pies, ya que los puntos reflejos se encuentran a mayor profundidad en el tejido y por tanto son más difíciles de encontrar. Sin embargo, suele conseguirse un efecto estimulante y curativo que tiene resultados positivos sobre las funciones orgánicas trastornadas.

Para el masaje de brazos y manos son posibles dos formas de colocación: Por una parte, la pareja puede echarse de espaldas (ver ilustración 40), por otra

Dolencias que pueden combatirse con ayuda del masaje
- sobresfuerzo muscular
- calambres
- síndrome de la columna cervical (cuando los dolores se extienden por todo el brazo)
- trastornos circulatorios (por ejemplo, manos frías)
- congestiones linfáticas
En la fase de regeneración se puede aplicar un masaje de manos y brazos
- codo de tenista
- tendinitis
- desgarros musculares y tendinosos en el área de la muñeca
- distensiones y dislocaciones

Tabla 10: *Efectos del masaje de manos y brazos*

parte puede sentarse cómodamente en una silla con respaldo (ver ilustración 43). En ambos casos, colóquese de pie o de rodillas delante del brazo a tratar. Como lubrificador puede preparar un aceite de masaje que se adecue a las dolencias en cuestión (ver tabla 4).

Lo que debe tenerse en cuenta:
- Ya que la mayoría de los hombres son muy velludos en los brazos debe preparar la cantidad suficiente de aceite y utilizarla para evitar fricciones dolorosas.
- Todas las maniobras solamente pueden llevarse a cabo en dirección ascendente para descongestionar el tejido y ayudar a la eliminación de productos de desecho a través del sistema linfático.
- Para estructurar el tratamiento a base de masaje vale el principio de que primero hay que tratar las partes centrales, para que los segmentos de venas y vasos linfáticos que llevan hacia el corazón sean permeables para la evacuación de productos, antes de dar paso al masaje periférico. Ello significa que debe comenzarse con el masaje del brazo, pasando seguidamente al antebrazo y finalmente a la mano.
- Comience con un suave masaje realizado con roces superficiales. Para tomar contacto y repartir el aceite de masaje apoye ambas manos en la muñeca del brazo derecho. Con ligeros roces superficiales mueva

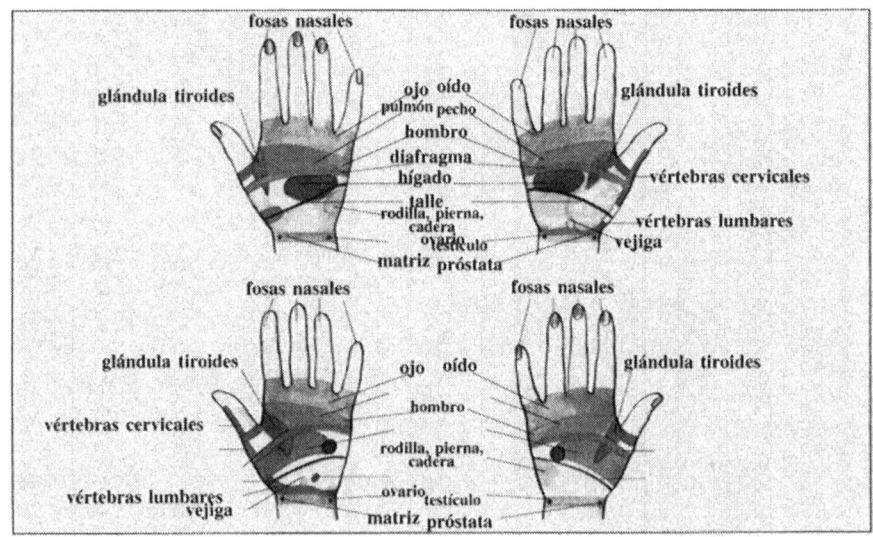

Ilustración 119 : *Las zonas reflejas de las palmas de las manos más importantes*

las manos en dirección ascendente hasta llegar al hombro. Después deje que sus manos se deslicen suavemente hasta la posición inicial y repita la operación hasta que el lubrificador esté bien repartido.

Seguidamente intensifique los roces para eliminar las contracturas. Primero se realiza el masaje sobre el músculo deltoides en la articulación del hombro, el músculo bíceps de la cara anterior del brazo y después el tríceps en su cara posterior. Para ello sujete el brazo con ambas manos algo por encima del codo. Las manos deben estar colocadas de tal forma que una se encuentre en la cara ventral y la otra en la dorsal del brazo. Ahora ejerza presión con la mano (inclinando el tronco hacia adelante) que se encuen-

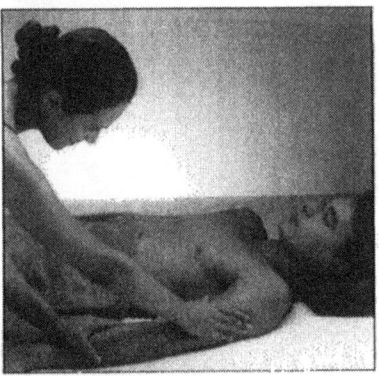

Ilustración 120 : Con estos roces superficiales que suben por el brazo se reparte el lubricante y se establece contacto

tra en la cara anterior del brazo y con ella realice un roce superficial hasta pasarla por encima de la articulación del hombro. La otra mano que se encuentra en la cara posterior, la acompaña simplemente sin ejercer presión. Cuando hayan llegado a la articulación del hombro, deje que ambas manos vuelvan cuidadosamente a la posición inicial.

Ahora se ejerce presión con la mano que se encuentra en la cara dorsal del brazo, mientras que la otra mano solamente actúa de acompañante. El movimiento de roce superficial se realiza igualmente hasta la articulación del hombro y termina deslizándose suavemente hacia el punto de partida.

Repita todo el proceso un total de 4 veces.

- El roce superficial del brazo derecho ha preparado la siguiente técnica de amasamiento: en el amasamiento comience por el segmento superior del músculo deltoides, el cual trabajará con ambas manos al mismo tiempo. Tómese el tiempo necesario, ya que esté músculo suele estar muy contracturado.

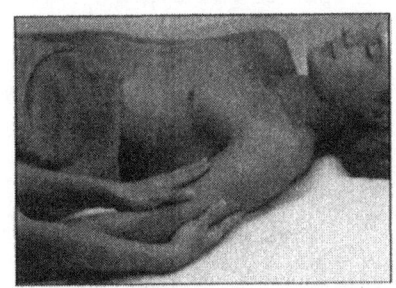

Ilustración 121 : Con estos roces superficiales de efectos en profundidad se realiza un masaje sobre el músculo deltoides, el bíceps y el tríceps Para ello ejerza presión solamente con una mano, mientras que la otra acompaña suavemente en dirección ascendente

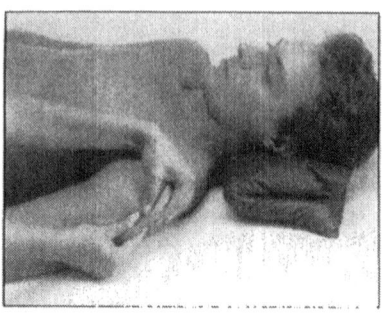

Ilustración 122 : *Amasamiento del músculo deltoides*

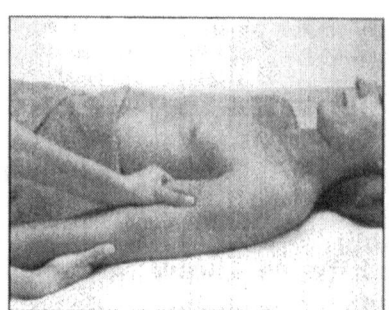

Ilustración 123 : *Es mejor amasar el bíceps solamente con una mano -desde abajo hacia arriba-, mientras que la otra mano sujeta el codo y lo estabiliza*

- Seguidamente se lleva a cabo el amasamiento del bíceps, la cara anterior del brazo. Empiece con el masaje algo más arriba del codo y amase en dirección ascendente hacia el músculo deltoides. La presión, vibraciones y amasamientos solamente se hacen con la mano derecha, mientras que la izquierda sujeta el codo para protegerlo.

- Deslizando la mano de trabajo hacia abajo, ésta se encuentra de nuevo en el codo. Ahora dé paso al masaje del tríceps, en la cara posterior del brazo, aunque ahora es la mano izquierda la que amasa con fuerza el brazo hasta llegar a la articulación del hombro, mientras que la mano derecha sujeta protectoramente el codo.

Repita el amasamiento un total de 3 veces.

- A continuación lleve a cabo unos roces superficiales sobre el antebrazo. Como en el brazo, aquí se encuentran también numerosos músculos extensores y flexores, que deben ser trabajados por separado.

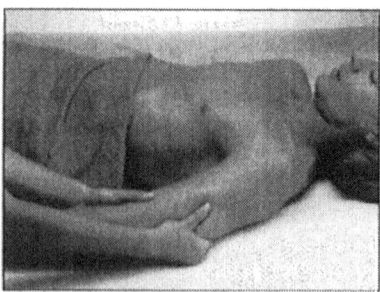

Ilustración 124 : *Con ayuda del amasamiento del tríceps se pueden deshacer las contracturas profundas y relajar el músculo*

Primeramente realice los roces superficiales sobre el grupo de los músculos flexores, para lo cual el antebrazo está apoyado en una base con la mano abierta hacia arriba. Su mano izquierda sujeta antebrazo por la muñeca, mientras que con toda la superficie del pulgar, incluida la almohadilla, la derecha realiza un roce superficial desde la muñeca hasta el codo. Inclinando ligeramente el tronco hacia adelante, automáticamente ejerce presión sobre la mano de trabajo. Una vez finalizado el masaje, incline el tronco otra vez hacia atrás, dejando que la mano se deslice lentamente hasta la posición incial en la muñeca.

Repita el roce superficial sobre el grupo de los flexores un total de 3 veces.

- Con un roce superficial de los músculos extensores del antebrazo derecho, debe apoyar el brazo derecho sujetándolo por la muñeca con su mano derecha. Con la mano izquierda sujete la cara externa del antebrazo a la altura de la muñeca y con una ligera presión

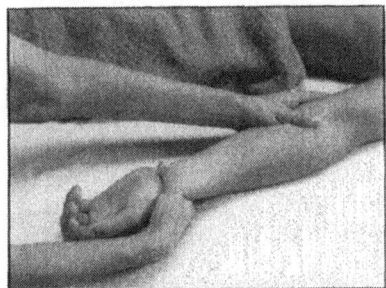

Ilustración 125 : *Con este roce superficial con ayuda del pulgar se realiza un masaje de los flexores del antebrazo*

(ejercida flexionando el tronco hacia adelante) haga de nuevo roces superficiales con la yema y la almohadilla del pulgar hacia arriba, hasta llegar al codo. En este punto deje que la mano de trabajo se deslice con un roce superficial hacia la posición inicial en la muñeca.

Repita los roces superficiales del grupo de extensores realizados con el pulgar un total de 3 veces.

- Como en el roce superficial, en el amasamiento del antebrazo que se realiza a continuación se trabajan primero los músculos flexores, después el grupo de músculos extensores.

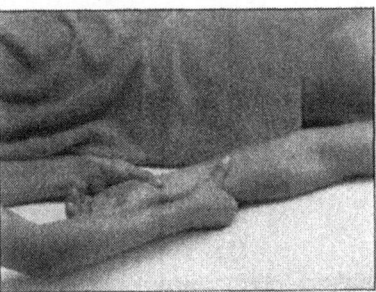

Ilustración 126 : *El grupo de extensores del antebrazo es sometido a masaje por medio de roces superficiales que tienen una gran efectividad*

Mientras que la mano izquierda sirve de apoyo al antebrazo sujetándolo por la muñeca, comience con el amasamiento de la muñeca y trabaje lentamente la cara interna del brazo hasta llegar al codo. Con un roce superficial deslícese de vuelta a la muñeca y prosiga el amasamiento de la zona.

El amasamiento se repite un total de 3 veces.

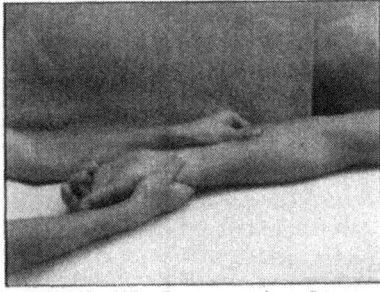

Ilustración 127 : *Empiece por la muñeca con el amasamiento del grupo de flexores y amase la cara interna del brazo hasta llegar al codo*

- Para el amasamiento de los músculos extensores tiene que cambiar primero de manos, es decir, con la mano derecha sujeta el antebrazo por la muñeca, con la izquierda amasa la cara externa del antebrazo desde la muñeca hasta el codo. Para finalizar se realiza un roce superficial hasta llegar de nuevo al punto de partida.

Repita los amasamientos un total de 3 veces.

- Ahora concéntrese en la palma de la mano derecha. Aquí se amasa pricipalmente el tendón del músculo palmar mayor (ver ilustración 118), así como los músculos de la base del pulgar y la base del meñique.

Con ambas manos sujete la mano girada hacia arriba de su pareja. Los dos pulgares están colocados uno junto a otro en la articulación de los dedos medio y anular. Ejerza una ligera presión con el pulgar y empuje hacia arriba en dirección a la muñeca. Cuando haya llegado a este punto, realice roces superficiales con ellos en dirección a las almohadillas del pulgar y el meñique, y hacia abajo volviendo a la base de

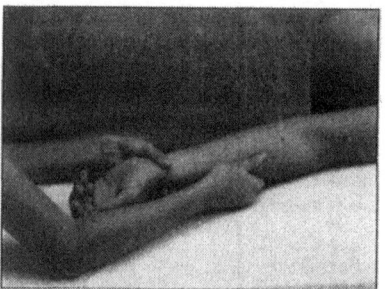

Ilustración 128 : *Mientras amasa con una mano los músculos extensores del antebrazo, sujete el brazo por la muñeca con su otra mano*

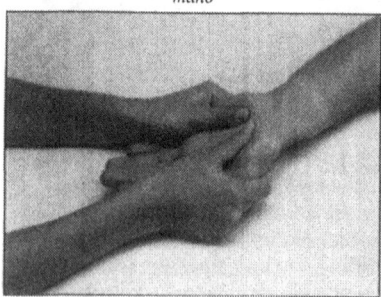

Ilustración 129 : *El masaje de la mano empieza con los roces superficiales aplicados sobre la palma de la mano*

los dedos pasando a lo largo de los bordes externos de la mano. Aquí los pulgares se encuentran de nuevo y vuelven a llevar a cabo el movimiento anterior.

Repita estos roces superficiales en sentido de la manecillas del reloj al menos 6 veces.

- A continuación se realiza con ambos pulgares un roce superficial en dirección ascendente, que se considera un estiramiento muy agradable de la palma de la mano.

Para ello apoye sus pulgares —las puntas de los cuales indican hacia adentro— en la zona ligeramente superior de las articulaciones de los dedos. Ejerza una suave presión sobre los pulgares y muévalos al mismo tiempo del centro hacia la derecha y la izquierda. Seguidamente interrumpa el contacto con la piel para poder apoyar los pulgares rápidamente algo más arriba, en el centro. De esta forma puede trabajar paso a paso hasta llegar a la muñeca. Una vez llegado hasta ella deje que sus pulgares se deslicen lentamente hasta la posición incial y comience de nuevo con los roces superficiales oblicuos. Repita toda la operación un total de 3 veces.

- Inmediatamente después lleve a cabo pequeños roces profundos en forma de espiral, los cuales estimulan de forma notable la irrigación.

Para poder realizar un masaje sobre las "eminencias" de los pulgares, sujete con su mano derecha los dedos de su pareja. Esto es importante para conseguir que la mano esté fija durante el masaje y no pueda escurrirse. Apoye el pulgar de su mano izquierda en la zona exterior de la eminencia del pulgar. Ahora comience a describir espirales muy pequeñas sobre la piel mediante la técnica del roce profundo. De esta forma trabaje toda la zona de la eminencia del pulgar. Seguidamente se realiza el roce profundo de la eminencia del meñique, para lo cual debe modificar primero la colocación de sus manos: mientras fija la mano de su pareja con ayuda de su mano izquierda, describa con el pulgar de su mano derecha pequeñas espirales en esta zona mediante la técnica del roce profundo.

Repita estos procesos un total de 3 veces.

- Ahora dirija su atención al dorso de la mano.

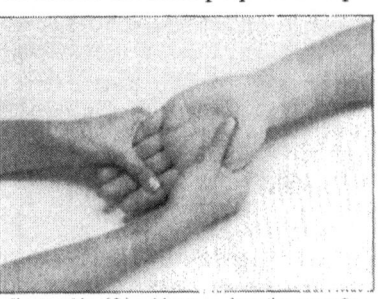

Ilustración 130 : *Mientras describe pequeñas espirales con roce profundo sobre las eminencias del pulgar y el meñique, debe sujetar la mano para que no se escurra*

Gire la mano de su pareja con cuidado, de forma que la mano se apoye sobre la palma. Ahora realice un masaje de los músculos que existen entre los dedos, cogiendo la mano de su pareja con sus dos manos y realizando un roce superficial con los dos pulgares, partiendo desde las zonas interdigitales del meñique y el pulgar y subiendo hasta la muñeca. Volviendo al punto de partida, apoye sus pulgares en la zona muscular entre los dedos anular e índice, trabajando de nuevo hasta la muñeca.

Repita los roces superficiales de todos los músculos interóseos palmares un total de 4 veces.

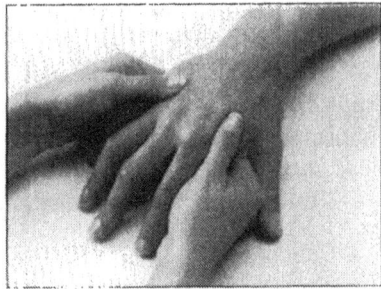

Ilustración 131 : *El masaje del dorso de la mano comienza con los roces superficiales sobre los músculos interóseos palmares*

- También el amasamiento del pulgar y los dedos resulta muy agradable; tiene un efecto sorprendente y estimula la circulación sanguínea. Para ello apoye la mano de su pareja con su mano izquierda. Sujete con su propio pulgar y dedo índice el pulgar a la altura de la uña y ejerza presión con los dos dedos. Ahora haga rodar el pulgar entre su dos dedos hacia adelante y atrás. Después de un rato sujete el pulgar un poco más abajo, repitiendo el mismo proceso. De esta forma trabaje hasta llegar a la articulación de la base. A continuación realice el mismo masaje de los dedos índice, medio, anular y meñique. Se recomienda hacer dos pasadas por cada dedo.

El masaje de brazos y manos termina con un roce superficial ascendente, que tiene efecto descongestivo y estimulante de la circulación sanguínea. Con la mano izquierda fije la mano de su pareja por la muñeca. Con la mano derecha sujete el antebrazo por el mismo sitio. Con un movimiento fluido y una presión mantenida lleve a cabo un roce superficial subiendo por el antebrazo hasta llegar al codo, siguiendo por el brazo hasta llegar a la articulación del hombro. Con ello empuje la

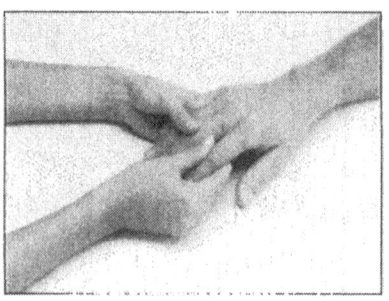

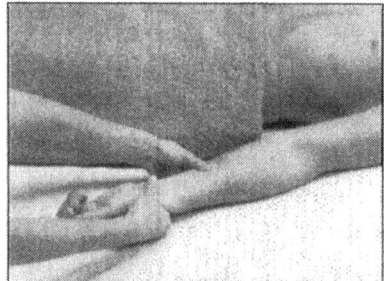

Ilustración 132 : *El amasamiento de pulgar y dedos*

Ilustración 133 : *Roces superficiales como éstos descongestionan y estimulan la irrigación*

piel delante de sus dedos, lo cual tiene un efecto "exprimidor". Cuando haya llegado a la articulación del hombro deje que su mano se deslice ligeramente hacia abajo, sujete de nuevo la muñeca y repita el masaje descrito.

Repita estos roces superficiales un total de 3 veces.

DOLENCIAS ANTE LAS CUALES HAY QUE TENER ESPECIAL CUIDADO

Si existen distensiones, dislocamientos, desgarros de tendones y músculos, incluso inflamaciones, solamente se puede realizar un masaje de brazos, piernas y pies cuando los dolores, la inflamación y los procesos inflamatorios hayan desaparecido. En la fase de regeneración, sin embargo, el masaje ayuda a estimular el proceso curativo. Antes de dar comienzo al masaje, el médico debe descartar la existencia de roturas óseas o inflamaciones, porque en estos casos debe renunciarse al masaje. Si sufre de las dolencias antes mencionadas debe tener muy en cuenta los siguientes puntos:

Las distensiones y dislocaciones aparecen cuando los músculos y tendones han sido sometidos a un esfuerzo excesivo - por ejemplo, por jugar en exceso al tenis; por las actividades profesionales en las cuales predominan los movimientos de giro; por torcedura repentina del pie, etc. Los dolores e inflamaciones en la zona de la articulación del hombro o del tobillo, como también una importante limitación de movimientos son las consecuencias de un sobresfuerzo muscular o una hiperextensión. Si las dolencias están muy acusadas puede aparecer tendinitis en las articulaciones.

Los microdesgarros de las fibras musculares y de los tendones son causados por una torcedura repentina de la mano o del pie. La lesión provoca fuertes dolores e inflamación de la zona afectada. En estos casos debe mantenerse el brazo o el pie en alto e inmovilizado. Seguidamente se aplica un tratamiento de frío a base de compresas frías o bolsas de hielo (ver "terapia de frío").

A continuación puede vendar el pie o la mano lesionada con una venda elástica y mantenerla en alto.

Cuando vende la articulación afectada debe cuidar especialmente de no oprimir el tejido, ya que, de lo contrario, la inflamación aparece debajo de la venda. Empiece por vendar la articulacion afectada (muñeca o tobillo) ascendiendo hasta la próxima articulación (codo o rodilla). De esta forma evitará estrangulamientos y mantendrá el brazo o la pierna inmovilizada de forma óptima. Pasadas un par de horas quite la venda y realice de nuevo un tratamiento de frío (lo cual puede repetir varias veces). Si el dolor y la inflamación no desaparecen en las siguientes 48 horas debería acudir a un médico. Si las molestias han desaparecido notablemente puede comenzar con un masaje de brazo-mano o pierna-pie. Sin embargo, actúe con mucho cuidado. Además debería cuidar de no realizar el masaje directamente sobre inflamaciones y hematomas. Para descongestionar la zona lesionada debe tratar la zona justo superior por medio de suaves roces superficiales en dirección ascendente (en dirección al corazón o a los grandes vasos linfáticos)

La aromatoterapia contra las lesiones musculares

Para aumentar los efectos terapéuticos del masaje debería utilizar un aceite lubricante que tenga efectos antiinflamatorios y antiespasmódicos. Para ello son adecuadas las esencias de romero, mejorana, tomillo, ciprés o lavanda. Estos aceites etéricos tienen los efectos mencionados, teniendo la esencia de lavanda además la capacidad de aumentar la eliminación de agua.

Para las mezclas de aceites contra las contracturas y los espasmos musculares deben mezclarse 3 cucharadas de excipiente (aceite de almendras dulces) con 4 gotas de esencia (bien de romero, mejorana, tomillo o ciprés). El drenaje del líquido acumulado puede acelerarse con una mezcla especial, que contiene 3 cucharadas de excipiente y 2 gotas de esencia de romero y 2 gotas más de esencia de lavanda.

Estas cantidades son suficientes para friccionar la zona afectada varias veces al día.

Otras medidas complementarias que tienen efecto estimulante de la circulación sanguínea y ayudan a resolver los sobresfuerzos musculares son las siguientes aplicaciones de la hidroterapia, la terapia de calor y la de frío:

- El baño de brazos con aumento gradual de la temperatura del agua (ver "la hidroterapia"). Para aumentar los efectos curativos debería añadirle al baño de brazos los aceites etéricos antes mencionados.

- Las envolturas calientes y húmedas (ver "terapia de calor").

- El chorro de agua aplicado a los brazos (ver ilustración 7).

EL MASAJE DE PIERNAS Y PIES

El movimiento es la esencia de la vida, y nuestros pies y nuestras piernas desempeñan un papel fundamental. Un gran número de articulaciones pequeñas y grandes, de huesos y grupos musculares están sometidos diariamente a un trabajo muy duro, ya que tienen que soportar todo el peso del cuerpo y hacen posible que nos traslademos. Además, las piernas y los pies absorben los choques que se producen al correr y saltar, lo cual supone exigir mucho de nuestras capacidades funcionales y nuestra estabilidad.

Por estas razones, no es de extrañar que los huesos y músculos de nuestras piernas sean de los más grandes y más fuertes. Y nuestros pies son una de las formaciones más complejas en cuanto a estructura y número de huesos. Están compuestos de no menos de 26 huesos —lo cual supone una cuarta parte de todos los huesos del cuerpo—, de 107 ligamentos y 19 músculos. Todos los huesos están conectados a través de articulaciones de diverso tamaño, lo cual contribuye a una mayor flexibilidad de nuestro órgano de sostén y locomoción.

Ya que el juego de conjunto de nuestras articulaciones, músculos, tendones, ligamentos y huesos se desarrolla de forma tan natural y evidente en todas nuestras actividades cotidianas, no pensamos en su capacidad de rendimiento. Por esta razón, el masaje de piernas y pies actúa como un bálsamo desconocido, que además aumenta la conciencia sobre nuestras cansadas extermidades.

A través de las piernas y los pies establecemos contacto con la tierra.

Simbolizan, por tanto, nuestra relación con la tierra, de forma similar a las raíces de un árbol. En el estado que presentan y en la forma en que utilizamos nuestras extermidades, se pueden sacar conclusiones sobre nuestra actitud ante la vida y nuestra autoestima. Las frases hechas que se utilizan en el lenguaje cotidiano lo expresan claramente: quien "puede andar sin andaderas" ha conseguido algo en esta vida. Quien "toca con los pies en el suelo" es realista y está seguro de sí mismo. Si existe una falta de confianza en las propias aptitudes se dice que "hay que ayudarle a levantarse" para que "pueda hacer pie".

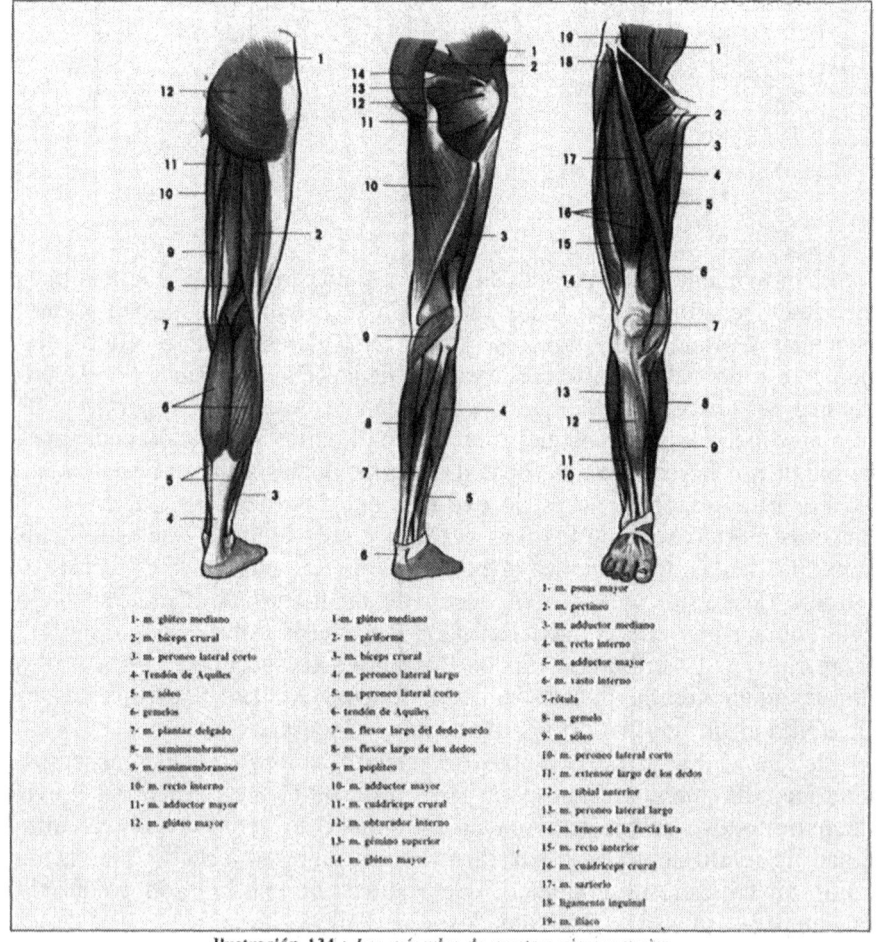

1- m. glúteo mediano
2- m. bíceps crural
3- m. peroneo lateral corto
4- Tendón de Aquiles
5- m. sóleo
6- gemelos
7- m. plantar delgado
8- m. semimembranoso
9- m. semimembranoso
10- m. recto interno
11- m. adductor mayor
12- m. glúteo mayor

1- m. glúteo mediano
2- m. piriforme
3- m. bíceps crural
4- m. peroneo lateral largo
5- m. peroneo lateral corto
6- tendón de Aquiles
7- m. flexor largo del dedo gordo
8- m. flexor largo de los dedos
9- m. poplíteo
10- m. adductor mayor
11- m. cuádriceps crural
12- m. obturador interno
13- m. gémino superior
14- m. glúteo mayor

1- m. psoas mayor
2- m. pectíneo
3- m. adductor mediano
4- m. recto interno
5- m. adductor mayor
6- m. vasto interno
7- rótula
8- m. gemelo
9- m. sóleo
10- m. peroneo lateral corto
11- m. extensor largo de los dedos
12- m. tibial anterior
13- m. peroneo lateral largo
14- m. tensor de la fascia lata
15- m. recto anterior
16- m. cuádriceps crural
17- m. sartorio
18- ligamento inguinal
19- m. iliaco

Ilustración 134 : *Los músculos de nuestras piernas y pies*

Las personas que "se ciñen a los hechos" pero lo hacen con las rodillas estiradas, los músculos de las piernas contraídos y dedos de los pies agarrotados, están sujetos a fuerzas contrapuestas: si uno no se permite mostrarse interiormente, ceder a los sueños y construir castillos en el aire, debe mantener estos impulsos bajo control por medio de la tensión del cuerpo. Las personas afectadas corren un mayor riesgo de lesiones, ya que sus articulaciones están rígidas e inmóviles. Como las extermidades superiores (brazos y manos), también los pies y las piernas están sometidos a un esfuerzo enorme a causa de la actividad deportiva o profesional: las profesiones que se realizan principalmente de pie, o la actividad del deportista de élite pueden provocar lesiones crónicas de la musculatura de piernas y pies. Un calzado inadecuado (demasiado justo o con demasiado tacón) también juega un papel importante en las contracturas de estas zonas del cuerpo. Pero también la escasez de ejercicio, resultado de desarrollar gran parte de las actividades en posición sentada, hace que los músculos estén insuficientemente irrigados, laxos y poco entrenados, los cual provoca a menudo calambres (en las pantorrillas) y agujetas cuando se les somete a algún tipo de esfuerzo.

El masaje de pies y piernas puede ser de gran ayuda para aliviar los síntomas de un exceso de esfuerzo o falta de ejercicio de la musculatura. En ciertas lesiones, como son el desgarro muscular o de ligamentos, distensiones o dislocaciones, un tratamiento como éste contribuye al proceso de curación en la fase de regeneración. Además, un masaje realizado de for-

Dolencias contra las que el masaje de pies piernas es de gran ayuda
- Contracturas de la musculatura de las piernas - Calambres musculares (en las pantorrillas) - Trastornos circulatorios (pies fríos) - Piernas hinchadas a causa de haber estado largo rato de pie o sentado - Piel de naranja (celulitis) en la zona de los muslos.
En la fase de regeneración se puede aplicar el masaje de pies y piernas después de sufrir :
- distensiones, dislocaciones - desgarros de músculos y ligamentos
Un masaje de pies y piernas previene de
- sobrecarga muscular (por ejemplo, en enfrentamientos deportivos) - agujetas - varices y flebitis - contracturas musculares consecuencia de trastornos circulatorios

Tabla 11: *Efectos del masaje de pies y piernas*

ma regular también sirve como método preventivo, ya que estimula la circulación sanguínea, lo cual puede proteger de sufrir contracturas musculares, varices y flebitis.

El masaje de los pies ocupa un lugar especial en este contexto, ya que no solamente actúa sobre la zona afectada, sino que además envía estímulos curativos hacia el interior del cuerpo a través de las zonas reflejas. Por medio de la reflexoterapia podal se pueden equilibrar las funciones de todos los órganos y sistemas internos. Por estas razones tiene un significado muy especial en cuanto a sus efectos preventivos y curativos.

Para el tratamiento intensivo de estos grupos musculares tan importantes, el masaje de piernas y pies debe realizarse por partes. De acuerdo con el orden establecido, estas partes son las caras dorsales de las piernas, las caras anteriores y los pies. Para el masaje de las caras dorsales de las piernas, la pareja se coloca en decúbito prono. Se coloca un cojín pequeño y alargado debajo de ambos tobillos, de forma que esta ligera posición de flexión relaje la musculatura de la articulación de la rodilla. Para trabajar las caras anteriores de las piernas y de los pies es adecuado adoptar una posición sentada con las piernas estiradas. Con ello se consigue que la pelvis caiga hacia adelante, lo cual contribuye a la relajación del cuádriceps (ver ilustración 134).

Colóquese siempre de pie o de rodillas al lado de la pierna que ha de ser tratada. Para el masaje de pies colóquese justo delante de los pies. El tronco, así como la pierna que no se trata, están tapados con mantas y durante el masaje de los pies están tapadas ambas piernas.

Lo que debe tener en cuenta:

- Como en el masaje de brazos y manos (ver capítulo correspondiente), también en el masaje de piernas y pies éste se realiza desde las caderas hacia abajo, hacia los pies. Las maniobras mismas, por el contrario, siempre deben llevarse a cabo en dirección ascendente, ya que en las rodillas y en la zona del ligamento inguinal se encuentran numerosos ganglios linfáticos.

- Ya que por lo general las piernas son bastante velludas, debe utilizarse una cantidad suficiente de aceite de masaje; en el masaje de los pies debe emplear la cantidad mínima. Las recetas para preparar los aceites que estimulan la circulación sanguínea y son relajantes, los cuales son especialmente adecuados para el masaje de las piernas, las encontrará en la tabla 4.

- En casos de lesiones (desgarro muscular o de ligamentos) o de hiperextensión (dislocamiento) de la musculatura de las piernas y los pies, solamente debe realizarse el masaje cuando se esté en la fase de regeneración. Tenga también en cuenta las advertencias de la tabla 1.

- Cuando exista trombosis y flebitis está prohibido el masaje. Cuando haya varices debe consultarse previamente al médico.

- Para repartir el aceite de masaje y establecer el primer contacto, se efectúa un roce superficial de la cara dorsal de la pierna derecha con movimientos fluidos. Para ello apoye las manos, una encima de la otra, con las puntas de los dedos giradas hacia el centro a la altura del tobillo. Rodee la pierna, ejerza una ligera presión sobre las manos (flexionando el tronco hacia adelante) y efectúe el roce superficial con ambas al mismo tiempo en dirección a la cara posterior de la rodilla, siguiendo por el muslo hasta llegar al borde inferior de las nalgas. Una vez llegado a este punto, separe algo las manos y deje que se deslicen por los bordes externos de la pierna hacia el tobillo. Ahora se encuentra prácticamente en la posición inicial. Interrumpa brevemente el contacto con la piel para volver a colocar las manos de acuerdo con la técnica de maniobra, y comience de nuevo a efectuar los roces superficiales en dirección ascendente.

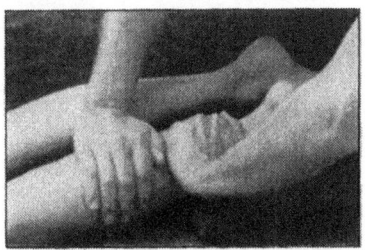

Ilustración 135 : *Los primeros roces superficiales sobre la cara dorsal de la pierna se realizan con una mano más arriba de la otra*

Repita todo el proceso al menos 4 veces.

- Después del roce superficial, se lleva a cabo la técnica intensiva del amasamiento, siendo la primera pasada más suave que las siguientes. Si existen fuertes contracturas, todo el masaje debe estar adecuado a la sensación de dolor, o sea, debe ser cuidadoso.

El músculo glúteo mayor está bien desarrollado, de forma que puede levantarse sin problemas y ser amasado. Comience por el centro de la mitad izquierda de las nalgas y trabaje lentamente hacia afuera en dirección oblicua a la articulación de la cadera. Con un roce superficial corto vuelva a la posición inicial y

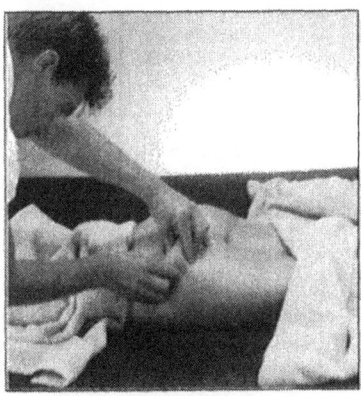

Ilustración 136 : *Puede levantar fácilmente el músculo glúteo, que es muy carnoso Al principio actúe con cuidado, después con más vigor*

reanude los amasamientos. Repita el masaje de la zona de la cadera al menos 4 veces.

Si su compañera tiene piel de naranja (ver capítulo correspondiente) puede llevar a cabo un masaje del tejido conjuntivo a continuación de los amasamientos.

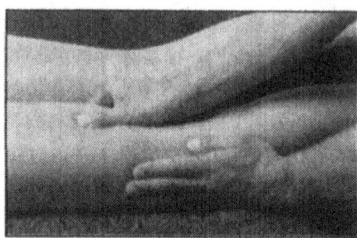

Ilustración 137 : *El amasamiento del lateral interno de la pierna se realiza con la mano izquierda, la otra descansa en el hueco poplíteo*

- Ahora sigue el masaje de los grupos musculares internos (semimembranoso y semitendinoso) del muslo derecho. Para ello sujete la pierna por el hueco poplíteo con ambas manos, estando la mano derecha en descanso y amasando con la mano izquierda lentamente en dirección ascendente. Una vez en ese punto deje que su mano izquierda se deslice hasta el punto de partida.

Realice el amasamiento del grupo de músculos mencionados al menos 4 veces.

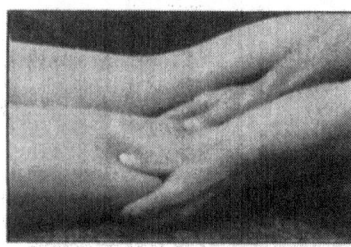

Ilustración 138 : *El amasamiento con una mano del grupo muscular lateral de la pierna - la otra mano estabiliza la pierna a la altura del hueco poplíteo*

- Seguidamente se presiona, se "sacude" (movimiento de vaivén) y se "escurre" (amasa profundamente) el grupo muscular externo. Para ello sujete de nuevo la pierna por el hueco poplíteo. Mientras que la mano izquierda está ahora pasiva, se realizan los movimientos de amasamiento del borde externo con la mano derecha y en dirección ascendente, hasta el borde inferior de las nalgas. Con un ligero roce superficial hacia abajo se colocan primeramente las manos en la posición inicial y se realiza nuevamente el masaje de amasamiento a lo largo del grupo muscular que se encuentra en el borde externo.

Repita el amasamiento de esta zona un total de 4 veces.

- El siguiente paso del masaje de la pierna y el pie está especialmente pensado para aquellas personas que sufren de calambres en las pantorrillas. Si por la noche se despierta de repente porque los músculos de la pantorrilla se le han agarrotado, puede ser debido a diversas causas: puede ser un síntoma de alimentación desequilibrada o de sudoración excesiva, dos factores que alteran el nivel de sal en el cuerpo (carencia de potasio o magnesio). Una mala circulación o exceso de esfuerzo físico son otras razones para la aparición de fuertes contracturas repentinas y dolorosas de ciertos músculos o grupos musculares completos. Cuando tenga calambres en la pierna se debería poner inmediatamente de pie y estirar la pierna echándola adelante y levantando al mismo tiempo las puntas de los pies. Como medida complementaria se puede aplicar calor o realizar un masaje de la zona para conseguir que el dolor desaparezca lentamente. Pero el masaje también sirve como medida preventiva.

La musculatura contraída de la pantorrilla debe ser preparada previamente con roces superficiales de efectos profundos. Para ello rodee la pierna con su mano izquierda a la altura del tobillo. Cierre la mano derecha en puño y apoye los nudillos sobre la zona del tendón de Aquiles. Inclinando el tronco ligeramente hacia adelante se ejerce presión sobre la mano derecha, que realizará roces superficiales lentamente hasta llegar al hueco poplíteo. Una vez llegado a este punto, gire la mano en la muñeca de forma que pueda abrirla sin interrumpir el contacto con la piel. Ahora apoye las palmas de las manos sobre la piel y con un roce superficial suave permita que vuelvan al punto de salida. Cierre inmediatamente la mano en puño, ejerza presión sobre ellas y roce superficialmente de nuevo en sentido ascendente.

Repita todo el proceso como mínimo 6 veces.

- Después de haber estimulado la circulación sanguínea y haber calentado la musculatura, puede comenzar con la técnica intensiva del roce profundo. Para ello sujete con ambas manos el tobillo, de forma que los pulgares estén sobre el tendón de Aquiles, mientras que los demás dedos rodean la pierna. Ahora ejerza presión sobre sus pulgares y, por medio del roce profundo, describa pequeñas espirales sobre la piel en sentido ascendente.

Realice estos roces lentamente y ajuste el grado de presión a la sensación de dolor de su pareja. Cuando

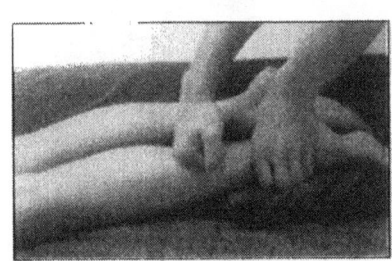

Ilustración 139 : *Este roce superficial realizado con los nudillos es muy variado y tiene efectos en profundidad*

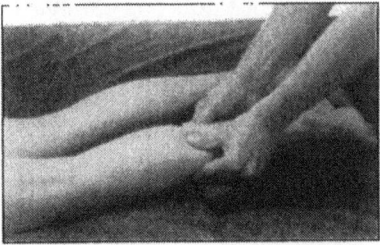

Ilustración 140 : *Estos roces profundos sobre la musculatura de la pantorrilla son especialmente recomendables en aquellas personas que sufren de calambres en esta zona*

haya llegado al hueco poplíteo, deslícese con los pulgares simplemente hacia abajo en dirección al talón y comience de nuevo con el trabajo intensivo sobre la musculatura de la pantorrilla.

Estos roces profundos deben repetirse al menos 4 veces.

- Con los roces superficiales realizados a continuación sobre los tobillos, se pone punto final al masaje de la cara posterior de la pierna. Este tratamiento debería aplicarse con cautela, sobre todo en personas que sufren de pies fríos o con dolores.

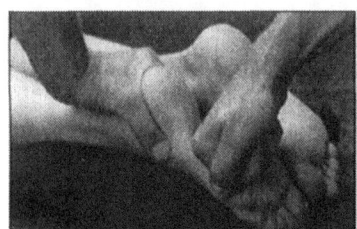

Ilustración 141 : *Con este roce superficial llevado a cabo con los nudillos se termina el masaje de la cara posterior de la pierna*

En este punto, también el pie recibe una breve unidad de roces superficiales ··· el verdadero masaje del pie se realiza a continuación del masaje de la cara anterior de la pierna. Cierre la mano derecha en puño, con la izquierda estabilice el pie sujetándolo por el talón. Apoye los nudillos de la mano derecha cerrada en puño sobre el talón y ejerza una ligera presión. Ahora efectúe un roce superficial con los nudillos en dirección descendente, girando al mismo tiempo su muñeca para que los nudillos siempre queden apoyados sobre el pie.

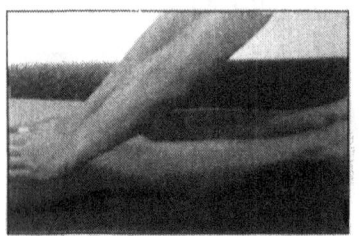

Ilustración 142 : *Con los suaves roces superficiales sobre la cara anterior de la pierna se prepara la musculatura para el masaje*

El roce superficial descrito llega hasta las articulaciones de los dedos del pie. Allí abra el puño (sin interrumpir el contacto con la piel), de forma que toque la piel con el dorso de los dedos, volviendo hasta el talón con un suave roce superficial hacia ese punto.

Repita estos roces superficiales de efecto profundo un total de 4 veces.

- Ahora se ha terminado el tratamiento completo de la cara posterior de la pierna derecha, y puede cambiarse a la pierna izquierda. Comience primeramente con ligeros roces superficiales (reparto del aceite de masaje y toma de contacto) y prosiga con las maniobras descritas para la pierna derecha. Debe tener en cuenta cambiar la posición de las manos adecuadamente.

- Para el masaje de la cara anterior de la pierna que se realiza a continuación, su pareja debe adoptar una posición sentada que le sea cómoda —apoyando la espalda sobre grandes cojines-- o colocarse en decúbito supino. Comience con el masaje de la pierna derecha, colocándose de pie o de rodillas en el mismo lado.

Después de haber vertido un poco de aceite en la palma de su mano, sujete la pierna por el tobillo con sus dos manos y realice suaves roces superficiales en dirección ascendente, pasando por la pierna, la rodilla, el muslo hasta llegar a las caderas. Allí deje que sus manos se deslicen hacia derecha e izquierda, de forma que pueda volver al punto inicial. Cuando llegue al tobillo, junte las manos y repita el roce superficial en sentido ascendente.

Repita los roces superficiales hasta que el lubricante esté repartido por toda la pierna, pero al menos 4 veces.

- Seguidamente se realiza el masaje de amasamiento de la musculatura anterior del muslo. El poderoso músculo cuádriceps crural, situado en la parte anterior del muslo, se ve afectado a menudo por contracturas y calambres muy dolorosos. Pero también los adductores —el grupo muscular situado en el segmento interno del muslo— a menudo se notan duros y contraídos. Para tratar el carnoso músculo cuádriceps crural se debe realizar el amasamiento con ambas manos al mismo tiempo. Este músculo se puede levantar con facilidad y "sacudir" (ejercer presión con movimiento de vaivén).

Comience por encima de la articulación de la rodilla con el amasamiento efectuado con ambas manos y trabaje muy lentamente subiendo por todo el muslo hasta llegar a la cadera. La primera pasada debería hacerla con mucho cuidado, en la segunda puede aumentar levemente la presión, pero teniendo en cuenta la sensación de dolor de su pareja. Después apoye las

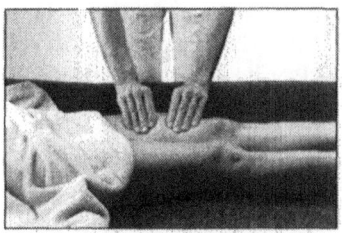

Ilustración 143 : *El amasamiento con dos manos del cuádriceps crural estimula la circulación sanguínea y hace desaparecer las contracturas*

manos a ambos lados de la pierna y deslícelas hacia abajo, en dirección a la rodilla. Ahora se encuentra de nuevo en el punto de salida, desde donde puede empezar de nuevo con los amasamientos.

Repita este amasamiento con dos manos al menos 3 veces.

- Justo después de haber trabajado el cuádriceps crural se lleva a cabo el masaje de amasamiento del grupo de los adductores en la cara interna de la pierna. A este respecto hay que mencionar que el masaje de estos músculos debe ser muy suave y cuidadoso. Las caras internas de la pierna son zonas muy íntimas y muchas personas reaccionan con contracturas espontáneas.

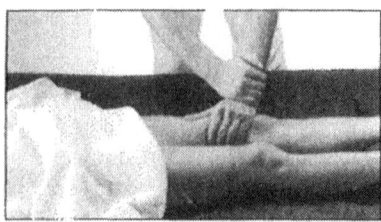

Ilustración 144 : *En este amasamiento de la cara interna de la pierna debe actuar con cuidado - sin realizar movimientos bruscos*

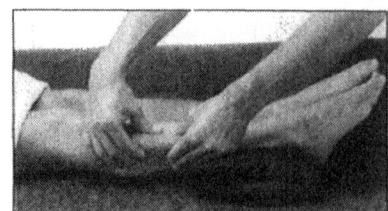

Ilustración 145 : *En el amasamiento de la musculatura de la pierna se trabaja lentamente hasta llegar a la rodilla*

Antes de dar paso al amasamiento, debería sacudir con cuidado la zona. Cuando trate la pierna derecha realice los movimientos de sacudida (que consisten en mover la palma de la mano con cuidado hacia la derecha y la izquierda) con la mano derecha, mientras que la mano izquierda descansa pasiva sobre la rodilla. Estos pequeños movimientos los puede realizar durante unos 10 segundos. Seguidamente sujete la pierna con su mano derecha por el lado interno de la rodilla. Con la mano izquierda rodéese la muñeca derecha para apoyar la mano de trabajo. Realice el amasamiento con mucha suavidad en dirección ascendente hasta llegar a la zona genital. Desde allí permita que la mano activa se deslice con cuidado hasta la rodilla (la mano en sí no se mueve).

Repita los cuidadosos amasamientos otras dos veces, debiendo efectuar antes las sacudidas descritas.

- Para poder efectuar seguidamente un masaje de la musculatura anterior de la pierna derecha, debe colocarse primero oblicuamente a la pierna que hay que tratar. Después coloque las yemas de los dedos y los pulgares de ambas manos sobre la cara externa de la pierna, cerca del tobillo. Intente ahora levantar algo el músculo, que suele ser bastante duro, y amasarlo con las yemas de los dedos y los pulgares de sus dos manos. Trabaje muy lentamente hacia arriba en dirección a la rodilla. Cuando haya llegado a ella, deje que las yemas de sus dedos vuelvan suavemente al tobillo, desde donde comenzarán de nuevo con el amasamiento.

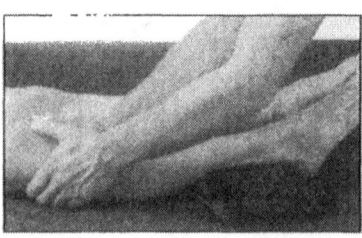

Ilustración 146 : *Finalice el masaje de la cara anterior de la pierna con roces superficiales que tengan efecto de drenaje*

Repita todo el proceso un total de 3 veces.

- El roce superficial que se lleva a cabo a continuación sobre los muslos, es especialmente adecuado cuando se tengan las piernas hinchadas.

Estar sentado durante largo tiempo (por ejemplo, cuando se hacen viajes largos en avión o autocar) o estar de pie sin moverse provoca que los líquidos corporales se acumulen en las piernas. Las piernas hinchadas y pesadas, así como la hinchazón en la zona de los tobillos son consecuencia de ello. El masaje realizado en estas situaciones puede ser de gran ayuda.

Sujete la pierna con ambas manos en la zona del tobillo. Ejerza presión con las manos para mantener la pierna muy firme.

Ahora realice los roces superficiales por la cara interna y externa de la pierna lentamente hasta llegar a la cadera. En este vigoroso roce superficial deje empujar la piel delante de sus manos. Cuando haya llegado arriba debe que sus manos se deslicen suavemente hacia abajo, sin presión. A continuación sujete de nuevo la pierna y repita los roces (en total 3 veces). La otra pierna se trata de la misma forma. Para ayudar mejor a la eliminación del líquido acumulado, se elevan las piernas —para ello coloque dos cojines grandes debajo de las pantorrillas. Su pareja debería descansar al menos 30 minutos en esa posición.

El masaje de los pies se lleva a cabo justo después del tratamiento de las piernas. Realice el masaje primeramente sobre el pie derecho, estando de pie o de rodillas en el extremo de la superficie donde se encuentra su pareja. Como se ha descrito anteriormente (ver "reflexoterapia podal") existen ciertas zonas en ambas plantas de los pies, los dorsos y los bordes externos de los mismos que envían impulsos curativos al interior del cuerpo, hacia los órganos. Por esta razón, el masaje tiene efectos sobre todo el cuerpo y se puede influir positivamente sobre los trastornos funcionales. Para poder llevar a cabo una reflexoterapia podal contra unas dolencias muy concretas, debe utilizar los "mapas" de los pies como ayuda (ver ilustración 26). Con las maniobras decritas en el capítulo dedicado a la reflexoterapia podal y las indicaciones sobre su aplicación, puede trabajar los pies de su pareja. Los ejercicios de masaje que a continuación se presentan no tratan de forma específica las diferentes zonas, sino que se ha puesto en primer término la utilidad general del masaje de los pies. Naturalmente que el masaje de las zonas reflejas tiene un poder curativo, pero también estimula la circulación sanguínea de los pies, lo cual beneficia a aquellas personas que sufren crónicamente de pies fríos. Además de ello, el masaje de los pies, en combinación con una terapia de movimiento correcta tiene una importancia extraordinaria para el tratamiento de malformaciones de los pies, como es el pie plano. Pero también los pies sanos necesitan que se les acaricie regularmente, ya que están sometidos diariamente a todo tipo de cargas. Un masaje de los pies se considera algo positivo y agradable, ayudando a que los pies cansados vuelvan a estar frescos.

Lo que debe tener en cuenta :
- Para el masaje de los pies solamente necesita una pequeña cantidad

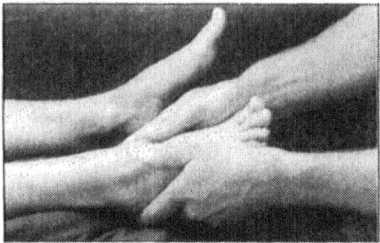

Ilustración 147 : *Con roces superficiales sobre una amplia zona se reparte el aceite lubricante por todo el pie*

de lubricante. Si usa demasiada cantidad existe el peligro de resbalar. Seque el aceite sobrante simplemente con un pañuelo de papel.

- Muchas personas tienen cosquillas en los pies. Para que ni tan siquiera aparezcan, deberá comenzar el masaje ejerciendo bastante presión y actuar con energía. Cuando su pareja se haya acostumbrado al tacto puede disminuir ligeramente la presión.

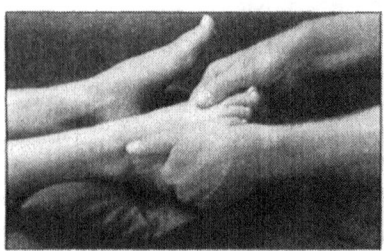

Ilustración 148 : *El masaje de la musculatura interósea nunca debe hacerse directamente sobre los tendones*

- Empiece con un masaje de roce superficial: Sujete con ambas manos el pie derecho por el talón. Ejerza presión y deslice ambas manos al mismo tiempo a lo largo de los contornos del pie en dirección a los dedos. Sin disminuir la presión, deslícese de vuelta hacia el talón y comience de nuevo con el roce superficial en dirección ascendente.

Repita esta operación durante el tiempo necesario para que el lubricante esté repartido por todo el pie.
- A continuación se realiza el masaje de la musculatura interósea del pie por medio de un roce superficial de efectos en profundidad. En esta zona se encuentran los puntos reflejos para los vasos linfáticos superiores, que se ven fuertemente estimulados. Con la mano derecha sostenga el pie por su borde externo. Apoye el pulgar de la mano izquierda en la zona existente entre los tendones de los dedos (no sobre los tendones mismos) y efectúe un roce superficial desde abajo hacia arriba, sobre el empeine. Seguidamente deje que sus pulgares vuelvan suavemente a su posición inicial para repetir los roces.

Trabaje de este modo desde el borde interno del pie (espacio del

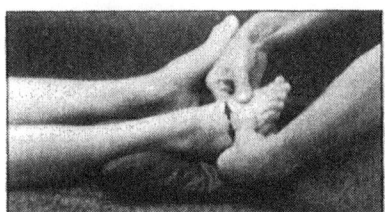

Ilustración 149 : *Con ayuda del masaje mediante el roce superficial se estira el empeine del pie produciendo una sensación agradable*

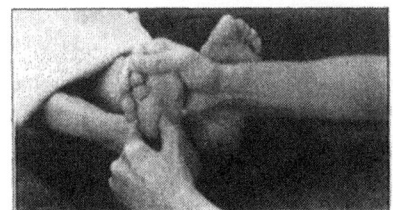

Ilustración 150 : *Efectúe el masaje de la planta del pie mediante la técnica del traslado de la oruga - transversalmente a lo largo del pie*

dedo primero) hasta llegar al borde externo (espacio del dedo quinto).

Realice estos roces superficiales de los espacios entre los dedos del pie al menos 4 veces.

- Después de terminado el roce superficial desde arriba hacia abajo, se debe llevar a cabo el roce superficial de derecha a izquierda. Este masaje es muy beneficioso ya que se estira el empeine (la bóveda transversal del pie) de forma agradable. Para ello coloque sus dedos en la zona de las primeras articulaciones del pie, para lo cual los pulgares se encuentran muy juntos. Ejerza presión con ambos pulgares y roce superficialmente en dirección a los bordes del pie. Seguidamente apoye los pulgares en la zona inmediatamente siguiente y roce superficialmente desde el centro hacia afuera. Estos roces se repiten hasta llegar al tobillo. Después deje que los pulgares vuelvan a la posición inicial y comience de nuevo con el masaje en dirección transversal.

Repita todo el proceso un total de 4 veces.

- Después de haber trabajado el empeine del pie, se realiza el masaje de la planta. Para ello estabilice el pie derecho con la mano izquierda sujetándolo por los dedos del pie. Apoye el pulgar de su mano derecha plano debajo de la articulación del primer dedo.

Ejerza ahora presión por medio del pulgar y empújelo ligeramente en dirección transversal. Seguidamente flexiónelo de tal manera que la yema del dedo entre en la piel y se produzca de esta forma una presión puntual.

Inmediatamente después vuelva a apoyar el pulgar plano pero empujándolo un poco más adelante. Con esta secuencia —empuje, presión, empuje - - trabaje milímetro a milímetro transversalmente en dirección al borde externo del pie, hacia la articulación del quinto dedo. A continuación deje que el pulgar, que está apoyado plano sobre el pie, se deslice de vuelta al borde interno (arco del pie) y colóquelo algo más abajo de la zona ya tratada. La técnica del traslado de la oruga y el

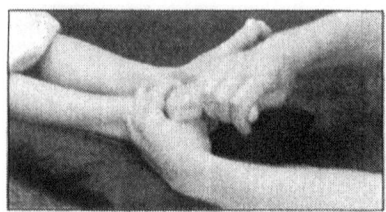

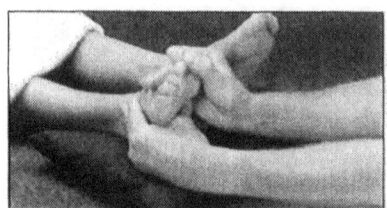

Ilustración 151: *Flexione los dedos ciudadosamente hacia adelante y atrás - ello aumenta la flexibilidad*

Ilustración 152: *Realice un masaje de cada dedo del pie con una suave presión ejercida con el pulgar y el dedo índice*

deslizarse al punto inicial se realizarán durante el tiempo que sea necesario para trabajar toda la planta del pie, desde arriba hasta abajo. De esta manera habrá aplicado un masaje sobre las zonas reflejas más importantes y estimulado la circulación sanguínea.

Repita todo el proceso un total de 2 veces.

- Seguidamente realice un masaje sobre los dedos del pie. Allí se encuentran todas las zonas reflejas que están conectadas con la cabeza.

Para aumentar la flexibilidad y como preparación al masaje de los dedos del pie sujete con la mano derecha todos los dedos (la mano izquierda estabiliza el pie en la zona superior) y flexiónelos ligeramente hacia atrás y adelante.

Repita las flexiones un total de 3 veces.

-Mientras coloca la mano izquierda algo más arriba (en la articulación subastragalina) puede estabilizar los dedos para el masaje que a continuación se va a llevar a cabo. Apoye la yema del dedo de su mano derecha en la primera articulación del primer dedo del pie. Ejerza una ligera presión sobre su pulgar y empújelo lentamente hacia arriba hasta llegar a la punta del dedo. Después deje que se deslice hacia abajo y roce de nuevo desde abajo hacia arriba.

Actuará de la misma manera con cada uno de los dedos del pie repitiendo los roces en cada dedo un total de 3 veces.

- Después tome el quinto dedo entre el pulgar y el dedo índice de su mano derecha —la mano izquierda estabiliza pasivamente—, y gírelo en todas sus direcciones. Pasados unos 10 segundos finalice los movimientos, empuje el dedo ciudadosamente hacia adelante en dirección a Vd. Trabaje de esta forma hasta llegar al primer dedo, y repita todo el proceso una segunda vez.

- Termine el masaje del pie con un roce superficial intensivo realizado con los nudillos sobre la planta del pie.

Sujete los dedos del pie con su mano izquierda para así estabilizar el

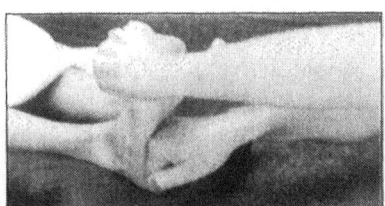

Ilustración 153. *Con este roce superficial llevado a cabo con los nudillos se introduce el final del masaje del pie*

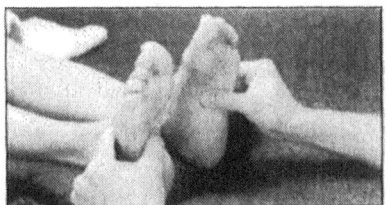

Ilustración 154 : *En este punto se encuentra el punto tranquilizante, en la zona del plexo solar Presione esta zona como punto final al masaje*

pie. La mano derecha está cerrada en puño, apoye los nudillos planos sobre la planta del pie justo debajo de la base de los dedos del mismo. Ahora ejerca presión sobre el puño y efectúe un roce superficial hacia abajo en dirección al talón.

Durante este proceso gire su mano ligeramente de forma que los nudillos siempre estén apoyados en la planta. Cuando haya llegado al talón abra la mano sin perder el contacto con la piel y deslice la mano sobre el dorso de vuelta a la posición inicial. Entonces vuelva a cerrar rápidamente la mano sobre el dorso de vuelta a la posición inicial. Entonces vuelva a cerrar rápidamente la mano en puño y repita el roce superficial en dirección descendente.

Repita este roce superficial con los nudillos un total de 3 veces.

A continuación el masaje de la pierna y del pie izquierdo de la misma forma, cambiando la posición de las manos correspondientemente.

- Después de haber aplicado el tratamiento a ambos pies, presione con cuidado el punto tranquilizante que se encuentra en ambos pies. Para ello apoye los pulgares en el centro de la planta de los pies. Ejerza una ligera presión con los pulgares y mantenga esta posición durante unos 15 segundos. Pídale a su pareja que respire relajada y regularmente y que cierre los ojos. Vd. también debería relajarse y tranquilizarse interiormente.

MEDIDAS COMPLEMENTARIAS

Los efectos del masaje de pies y piernas pueden mejorarse notablemente con las medidas adecuadas. Para tratar la celulitis, por ejemplo, se puede realizar un masaje del tejido conjuntivo y, en general, aumentar la elasticidad gracias a ejercicios de movimiento, que estiran la musculatura.

Ademas se recomienda la aplicación de la aromatoterapia; también la hidroterapia desempeña un papel beneficioso.

El masaje del tejido conjuntivo contra la celulitis (piel de naranja)

Un gran número de mujeres mayores, y también jóvenes, presentan en la zona superior del muslo, en las nalgas, así como también en los brazos, la llamada piel de naranja (celulitis). Los hombres, por el contrario, no se ven afectados.

Realmente que el aspecto de la piel de la persona afectada es semejante a la de una naranja, que además tiene pequeñas hendiduras y elevaciones. La celulitis aparece cuando se acumula grasa en la capa entre la dermis y la epidermis que no se reparte uniformemente. Por esta razón se forman pequeñas bolsas y nudos en el tejido conjuntivo. A ello se suma el hecho de que los estrógenos (las hormonas femeninas) provocan la retención de agua en el tejido y, por tanto, la flaccidez del tejido conjuntivo. Con el tiempo, este tejido cede ante la presión de los depósitos de agua y grasa, con lo cual se hacen visibles lentamente en la piel.

Con un entrenamiento a base de movimiento realizado de forma regular, un cambio de alimentación —la piel de naranja es más frecuente en las mujeres con exceso de peso—, así como un masaje del tejido conjuntivo se pueden combatir efectivamente los síntomas de la celulitis.

El masaje del tejido conjuntivo estimula fuertemente el tejido conjuntivo, de forma que el agua y la grasa acumuladas desaparecen lentamente.

Si su compañera tiene celulitis o tiene tendencia a tenerla, después del masaje de caderas y muslos es imprescindible que realice un masaje del tejido conjuntivo.

Al contrario de lo que se ha dicho antes, esta zona (por regla general los muslos y las nalgas) debe ser tratada con roces superficiales cortos y vigorosos, que por lo general son muy dolorosos. Por esta razón pídale a su compañera que respire profundamente y no retenga el aire.

Trabaje primero la mitad derecha del cuerpo, en dirección oblicua desde abajo (muslo) hacia arriba (borde de la pelvis). Antes de comenzar observe la piel para tener una idea de los límites de la piel de naranja, y comience con el masaje siempre en ese punto donde la piel presente las mayores transformaciones. Para ello apoye las yemas de los dedos medio e índice de la mano derecha sobre el borde externo del cuerpo (borde externo del muslo y cadera), mientras que la mano izquierda descansa sobre la palma en la zona del hueso sacro. Ejerza presión sobre ambos dedos y tire lentamente hacia el centro del cuerpo. El fuerte tejido de la epidermis casi no puede correrse, lo cual puede notar claramente con sus dedos. Seguidamente apoye los dedos algo más arriba de la zona tratada y repita la operación.

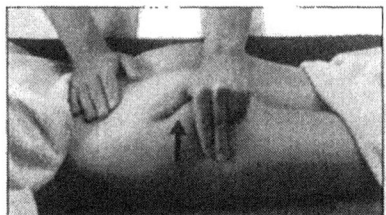

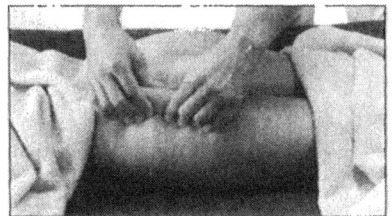

Ilustración 155 : *Comience con el masaje del tejido conjuntivo - a continuación del masaje de las caderas y los muslos - con roces superficiales de efecto profundo*

Ilustración 156 : *Las pinzas rodadas pueden realizarse a lo largo o transversalmente*

De esta forma trabajará toda la zona afectada de celulitis, repitiendo el tratamiento si no resulta demasiado doloroso.

Tampoco las pinzas rodadas que se llevan a cabo a continuación le resultarán muy agradables a su pareja. En ellas se levanta el pliegue de piel y se rueda en dirección oblicua desde afuera hacia atrás, o desde abajo hacia arriba. Mientras que en los roces superficiales se corren las estructuras de la epidermis, en las pinzas rodadas se separa la piel de las fascias (envolturas finas de los músculos) que se encuentran debajo. Para ello levante un pliegue carnoso de piel con ayuda del pulgar y los demás dedos y ruede lentamente desde el borde inferior de las nalgas al superior. Seguidamente sujete un pliegue de piel en la zona de las caderas y efectúe la pinza rodada en dirección oblicua por encima de una parte de las nalgas. Según sea el grado de dolor que se sienta, puede realizar esta operación un total de 3 veces en cada dirección.

Ejercicios de movimiento pasivo

Después del masaje de pies y piernas, los músculos están calentados de una forma óptima, de forma que inmediatamente a continuación debería llevar a cabo los ejercicios de movimiento.

En los ejercicios siguientes se trata de aplicaciones gimnásticas muy concretas, que hacen que el tobillo esté flexible y móvil, y además tienen la finalidad de estirar al máximo la musculatura de piernas y pies. Ya que nosotros mismos solamente podemos realizar un ejercicio de estiramiento tensando activamente la musculatura, es especialmente efectivo dejar que nuestra pareja lleve a cabo estos ejercicios de estiramiento estando nuestra musculatura completamente relajada. La relajación total es una condición imprescindible para conseguir lo que se pretende con estos ejercicios.

Movimientos con el pie

Primeramente se mueve y estira la pierna derecha. Seguidamente sujete con la mano izquierda el pie por el talón para así estabilizarlo. Levante ligeramente el pie y sujete los dedos del pie con la mano derecha. Con esta mano realice movimientos giratorios muy cuidadosamente. Gire tranquila y lentamente (sin movimientos bruscos) en sentido de las manecillas del reloj y fíjese si hay obstáculos en la articulación. En condiciones normales esta articulación es muy flexible y puede moverse fácilmente en todas direcciones.

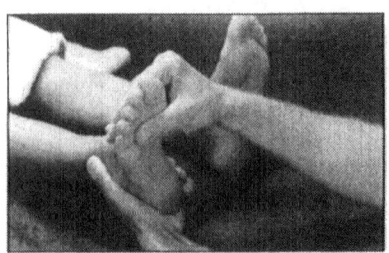

Pasados unos 25 segundos cambie de dirección de giro, de forma que pueda mover el pie otros 15 segundos en dirección contraria a la de las manecillas del reloj.

Mientras mantiene la misma posición de las manos, empújelo con cuidado en dirección a la espinilla. Intente descubrir la posición máxima del pie y manténgase en esa posición durante unos momentos.

Ilustración 157 : *El giro pasivo debe realizarlo primero en sentido de las manecillas del reloj, después en sentido contrario*

Seguidamente coloque el pie de nuevo en su posición normal y repita de nuevo el ejercicio de movimiento.

Repita estos movimientos un total de 4 veces.

La siguiente unidad de ejercicios consiste en el movimiento contrario al anterior, es decir, empujando el pie en dirección al suelo. Para ello sujete el pie con la mano izquierda a la altura del talón de Aquiles, mientras coloca la mano derecha sobre el dorso del pie. Empuje el pie con la mano derecha hacia abajo hasta llegar al punto máximo. Mantenga el pie denuevo durante unos segundos en esa posición. Después vuelva a la posición inicial y empújelo otra vez con cuidado en dirección al suelo.

Repita este proceso un total de 4 veces.

A continuación cambie al pie izquierdo y realice con él los mismos ejercicios de movimiento pasivo.

Abducción y pronación

Estos conceptos indican las direcciones de los movimientos que podemos llevar a cabo con nuestras piernas, pero sólo en muy contadas ocasiones, ya que no son muy comunes y no forman parte de nuestros movimientos cotidianos.

Bajo *abducción* se entiende el movimiento de la línea central del cuerpo hacia afuera, siendo la *pronación* el movimiento de esta línea hacia adentro. Todos los músculos que participan son sometidos a esfuerzo en el giro hacia adentro o hacia afuera, o sea, son estirados y alargados.

Colóquese de pie o de rodillas delante de los pies de su pareja. Para el giro hacia adentro apoye la mano izquierda sobre el puente del pie izquierdo, la derecha sobre el puente del pie derecho. Ahora empuje los dos pies hacia afuera al mismo tiempo, de forma que los bordes externos de los mismos toquen el suelo (a ser posible). Mantenga los pies un rato en esta posición, seguidamente colóquelos de nuevo en el centro (posición normal). Repita la abducción un total de 3 veces.

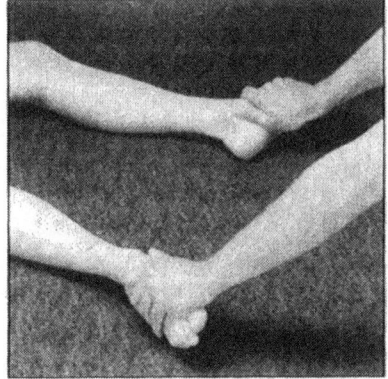

Ilustración 158 : *Gire la piernas hacia afuera de esta forma, con lo cual llevará a cabo la abducción pasiva*

Para poder llevar a cabo el giro hacia adentro debe separar primero ligeramente las piernas de su pareja. Entonces apoye las manos en los bordes externos y empuje ambos pies con cuidado hacia adentro de forma que —a ser posible— el dedo gordo toque el suelo. Pasados unos 10 segundos en esta posición mueva los pies hacia la posición incial y repita la operación.

Repita la pronación un total de 3 veces.

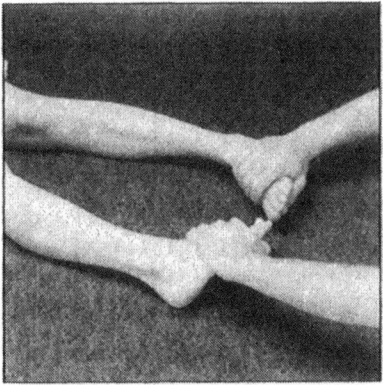

Ilustración 159 : *Según lo flexible que sea su pareja en este giro hacia dentro, la pronación, se pueden presionar los pies hasta que los dedos gordos toquen el suelo*

La aromatoterapia

Para contribuir a la efectividad del masaje de pies y piernas puede utilizar ciertos aceites aromáticos que estimulan la circulación sanguínea y tienen efectos descongestivos.

Para prevenir la aparición de varices o trombosis, así como en el tratamiento de trastornos circulatorios, piernas hinchadas y celulitis, la aromatoterapia ha demostrado ser especialmente efectiva si se utiliza el aceite etérico a base de limón. Actúa de estimulante tanto sobre la circulación sanguínea como linfática.

Las esencias de mejorana, tomillo o romero también son muy recomendables, ya que alivian los dolores musculares y las dolencias reumáticas. Para friccionar ambas piernas mezcle 2 cucharadas de excipiente y 4 gotas de esencia.

Otra medida complementaria que previene de sufrir trastornos circulatorios, trombosis y molestias en las venas es el chorro de agua aplicado a los muslos (ver capítulo correspondiente).

APÉNDICE

Para que al llevar a cabo un masaje cometa el menor número de errores posible y entienda mejor las formas de actuar de este método de curación natural que es el masaje, en este capítulo encontrará una visión general de la estructura y funcionamiento de nuestro organismo. Todos los sistemas corporales descritos se ven influidos por el masaje y estimulados en sus funciones.

NUESTRO APARATO LOCOMOTOR

La estructura recubierta por la piel y formada por los músculos, los huesos y las articulaciones constituye nuestro aparato locomotor. Si esta estructura funciona sin interferencias (como vicios de postura, señales de desgaste o similar), desempeña en un juego de conjunto armónico todas las tareas que le exige nuestro cerebro: andar, moverse y gesticular. El aparato locomotor está formado por un esqueleto con su musculatura. El esqueleto, formado por piezas duras unidas entre sí por medio de las articulaciones, realiza una función pasiva pero muy necesaria: gracias a su rigidez hace posible que tengamos una forma corporal; solamente puede moverse por la contracción de nuestros músculos, a cuya disposición está como apoyo y palanca. Todos nuestros movimientos dependen del ensamblaje y la colaboración de las distintas piezas de esta estructura tan compleja. Las órdenes para ello se transmiten a través de los nervios hasta los órganos ejecutores, nuestros músculos, huesos y articulaciones.

El esqueleto

El esqueleto humano es el resultado de millones de años de constante desarrollo. Entre el cuadrúpedo y el bípedo ha pasado mucho tiempo, y hoy en día el hombre no tiene menos de 208 huesos...

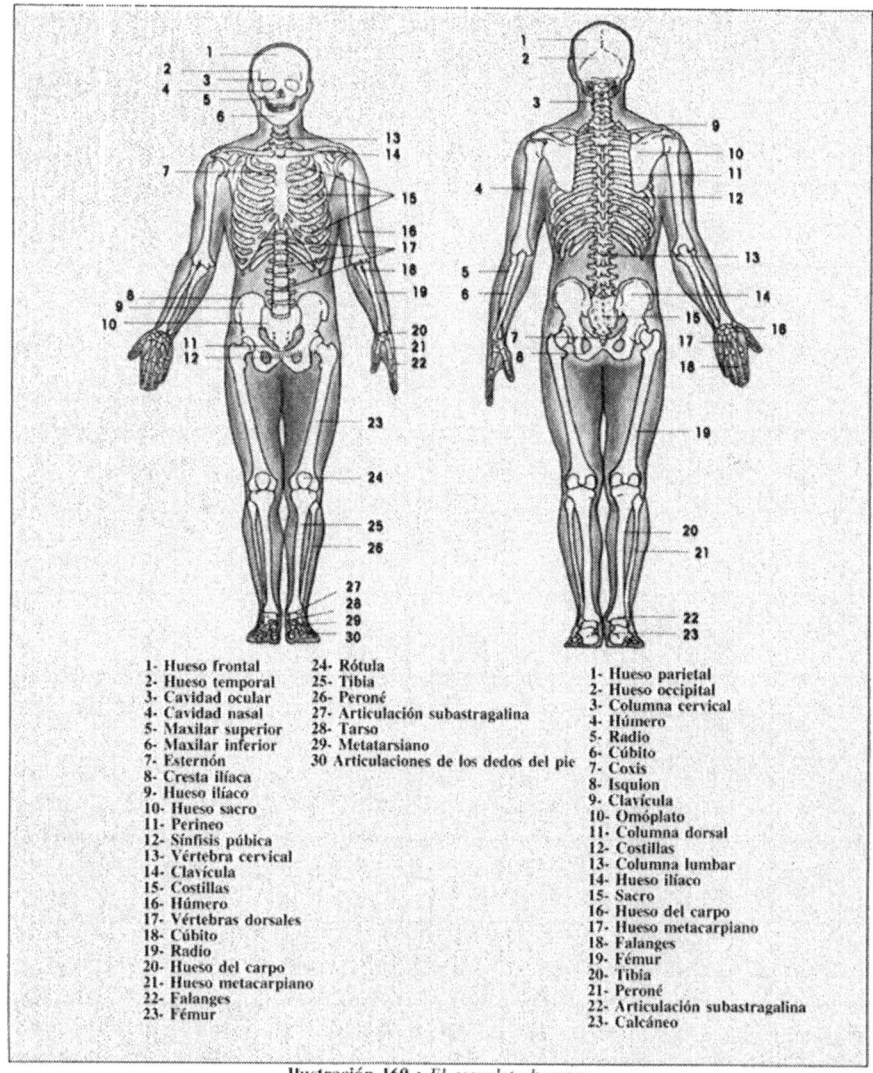

1- Hueso frontal	24- Rótula
2- Hueso temporal	25- Tibia
3- Cavidad ocular	26- Peroné
4- Cavidad nasal	27- Articulación subastragalina
5- Maxilar superior	28- Tarso
6- Maxilar inferior	29- Metatarsiano
7- Esternón	30 Articulaciones de los dedos del pie
8- Cresta ilíaca	
9- Hueso ilíaco	
10- Hueso sacro	
11- Perineo	
12- Sínfisis púbica	
13- Vértebra cervical	
14- Clavícula	
15- Costillas	
16- Húmero	
17- Vértebras dorsales	
18- Cúbito	
19- Radio	
20- Hueso del carpo	
21- Hueso metacarpiano	
22- Falanges	
23- Fémur	

1- Hueso parietal
2- Hueso occipital
3- Columna cervical
4- Húmero
5- Radio
6- Cúbito
7- Coxis
8- Isquion
9- Clavícula
10- Omóplato
11- Columna dorsal
12- Costillas
13- Columna lumbar
14- Hueso ilíaco
15- Sacro
16- Hueso del carpo
17- Hueso metacarpiano
18- Falanges
19- Fémur
20- Tibia
21- Peroné
22- Articulación subastragalina
23- Calcáneo

Ilustración 160 : *El esqueleto humano*

... algunos de ellos son muy largos (como el fémur o la tibia), otros muy planos (como el omóplato) y otros muy cortos (como las vértebras, los huesos de la mano y del pie)

La dureza y la resistencia de los huesos dependen de su composición específica: la mitad está formada por agua, un cuarto escaso de sustancias orgánicas, como grasa, proteínas y azúcar, y más de un cuarto de sales minerales, como son el calcio y el fósforo.

El masaje puede ayudar al suministro de sustancias nutrientes al hueso, ayuda a mejorar la postura del cuerpo y a mantener el equilibrio de las estructuras del cuerpo, incluso a recuperarlas.

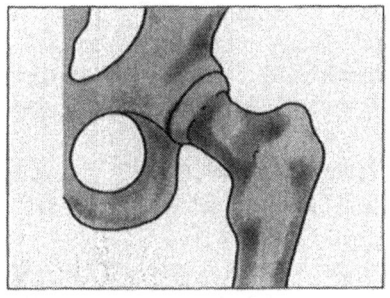

Ilustración 161 : *La articulación de la cadera es una enartrosis con tres grados de libertad*

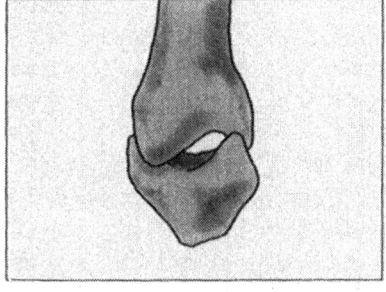

Ilustración 162 : *La articulación del pulgar es una articulación de encaje recíproco que en total tiene dos grados de libertad*

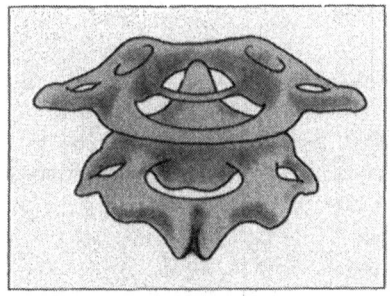

Ilustración 163 : *Un ejemplo de artrodia lo constituye la articulación de las vértebras con un grado de libertad*

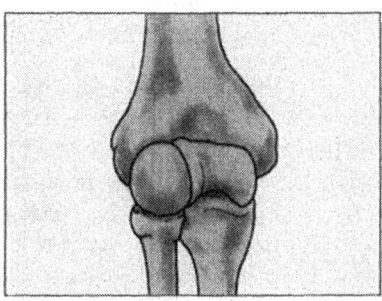

Ilustración 164 : *La articulación del codo es una típica trocleoartrosis, que igualmente tiene un grado de libertad*

Las articulaciones

Para nuestra movilidad, las articulaciones son piezas de conexión imprescindibles entre los diferentes huesos. En total existen tres clases de articulaciones:

- las articulaciones pequeñas e inmóviles, las sinartrosis, que existen, por ejemplo, en nuestro cráneo,
- las articulaciones semimóviles, las anfiartrosis, como las vértebras,
- y las articulaciones totalmente móviles, las diartrosis, entre las cuales se distingue entre cuatro diferentes tipos que describen a su vez el radio de acción de la articulación:

• las enartrosis, como es la articulación del hombro y de la cadera, hacen posible el mayor campo de acción y además son muy estables. Además de movimientos, extensiones y rotaciones, también hacen posibles movimientos hacia el cuerpo y alejándose del cuerpo — se dice que tienen tres grados de libertad, ya que permiten movimientos en tres direcciones;

• las de encaje recíproco, como la articulación del pulgar, pueden moverse en dos direcciones, y como las artrodias y las trocoides tienen dos grados de libertad;

• las artrodias, como se encuentran en las vértebras cervicales y el tobillo, pueden moverse fácilmente en todas direcciones. Esta rotación corresponde a un grado de libertad;

• las trocleartrosis, como son la articulaciones de la rodilla, codo e interfalángicas de la mano y del pie, solamente pueden ser movidas en una dirección. Su cuerpo articular está formado por un rodillo que se encuentra en una cavidad cotiloidea.

Los extremos de los huesos, que se tocan con las superficies articulares, tienen formas que se complementan unas a otras, o están simplemente conectadas unas con otras. Si ambas piezas simplemente no encajan al cien por cien, la adaptación se realiza a través de los discos articulares, como son los meniscos en la articulación de la rodilla. Las superficies articulares mismas están recubiertas de cartílago elástico, cuya superficie lisa hace posible un deslizamiento con la menor fricción y con ello evita el desgaste del hueso. Además, las articulaciones están "engrasadas" continuamente por un líquido gelatinoso, el líquido sinovial. Vistas desde este punto de vista, las articulaciones son verdaderas máquinas de precisión de la naturaleza. Por medio del masaje y los ejercicios de movimiento puede aumentarse su movilidad y flexibilidad.

Los músculos

Los instrumentos realmente activos del movimiento son nuestros músculos ya que disponen de la capacidad de contraerse. Existen dos tipos diferentes de músculos: los músculos estriados y voluntarios, y los lisos e involuntarios. La particularidad de estos músculos radica en el hecho de que todos los músculos estriados, con excepción del músculo cardíaco, están sujetos a la voluntad y son capaces de contraerse rápidamente. Por el contrario, los músculos lisos, que pueden encontrarse en los órganos internos (tracto intestinal, vejiga, arterias) solamente pueden influirse de forma indirecta. Los músculos voluntarios estriados participan en todos nuestros movimientos. En una persona adulta con una masa muscular de unos 35 kilos de peso ésta está formada por unos quinientos haces musculares más gruesos o más finos, más largos o más cortos, que se complementan unos a otros. Cada uno de ellos se divide en dos partes:

Los tendones — que son delgados en los extremos de los músculos, duros y especialmente resistentes —y el músculo en sí-- en su centro, el músculo tiene una especie de "vientre", una masa blanda de mayor tamaño y grosor que puede contraerse. Dentro de esta estructura básica existen diferentes formas musculares:

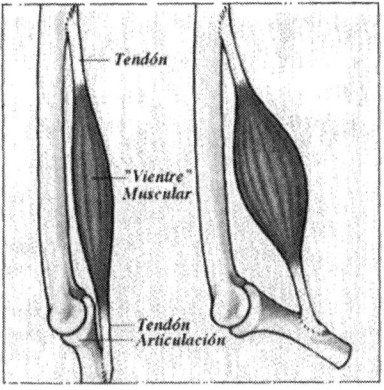

Ilustración 165 : *Un movimiento coordinado
se forma gracias a la contracción voluntaria de
los músculos, que tanto depende de la
transmisión correcta del estímulo nervioso, así
como de la capacidad funcional del músculo
mismo, es decir, de su elasticidad, sensibilidad
y capacidad de contracción*

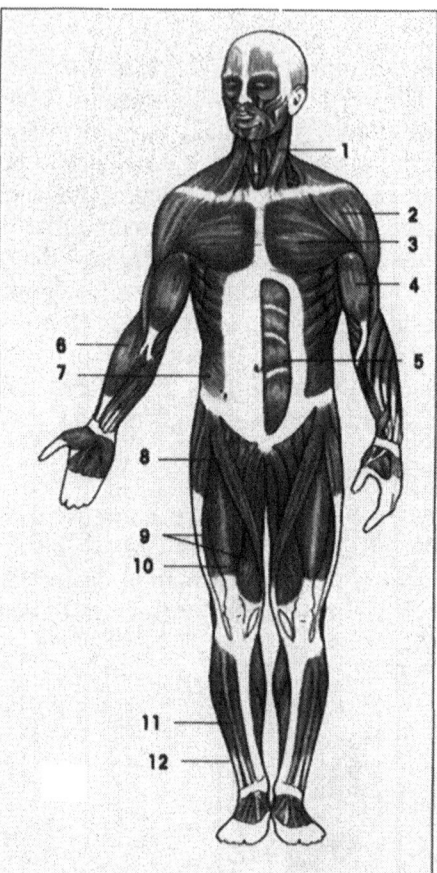 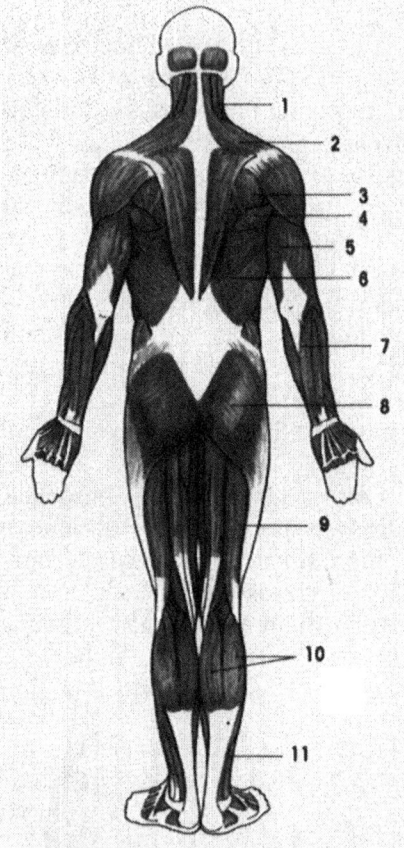

1- m. esternocleidomastoideo
2- Deltoides
3- Pectoral mayor
4- Bíceps braquial
5- m. recto del abdomen
6- musculatura flexora de mano y dedos
7- m. oblicuo externo del abdomen
8- m. serrato
9- m. vasto interno y externo
10- m. recto anterior
11- m. tibial anterior
12- Musculatura extensora de pies y dedos del pie.

1- m. esplenio de la cabeza
2- m. trapecio
3- m. infraspinoso
4- m. redondo mayor
5- m. tríceps braquial
6- m. dorsal ancho
7- musculatura extensora de mano y dedos
8- m. glúteo mayor
9- m. bíceps crural
10- m. gemelo
11- musculatura extensora de pies y dedos del pie

Ilustración 166 : *La musculatura ventral del cuerpo*   Ilustración 167 : *La musculatura dorsal del cuerpo*

Existen músculos con dos, tres y cuatro cabezas (bíceps, tríceps, cuádriceps), circulares (por ejemplo alrededor del párpado) o en forma de abanico (músculos pectorales). Los músculos están conectados a los huesos a través de tendones y ligamentos. En el interior del músculo se encuentra una red de arterias, venas, vasos linfáticos y nervios, que lo nutren y controlan. De esta forma, el músculo está en íntimo contacto con nuestro organismo. El movimiento se produce cuando el músculo recibe una orden del cerebro a través de las vías nerviosas; las fibras se tensan o relajan.

El masaje actúa principalmente sobre la musculatura estriada, contribuyendo a aliviar las contracturas y eliminar puntos endurecidos en el tejido muscular. Además, el masaje fomenta el suministro óptimo de las células musculares con sangre y nutrientes, acelerando la evacuación de productos de desecho como son el ácido láctico y el ácido úrico.

EL SISTEMA NERVIOSO

La conexión y el trabajo de conjunto entre nuestro aparato locomotor y los nervios ya han sido explicados. Visto globalmente, nuestro sistema nervioso es un sistema de comunicación extraordinariamente complejo. Se compone de células conectadas entre sí a través de fibras y acopladas al resto de los tejidos y órganos a través de terminaciones nerviosas. Estas fibras están unidas formando estructuras filamentosas y funcionan como una red telefónica, transmitiendo a gran velocidad las informaciones desde la periferia al cerebro y viceversa.

Una red de nervios recorre todo el cuerpo humano (ver ilustración 168). Se distinguen dos grandes grupos: el sistema vegetativo y el cerebroespinal. El sistema nervioso vegetativo está formado a su vez por el simpático y el parasimpático. Este sistema —también se denomina sistema nervioso autónomo— no puede ser influido por medio de la voluntad. Regula entre otras cosas, la respiración, la digestión, el metabolismo, las secreciones y el nivel de agua del cuerpo; por tanto, mantiene las funciones vitales sobre las que no podemos actuar de forma consciente: el estómago se contrae cuando digerimos la comida, sin que nosotros podamos estimularlo o pararlo.

Todo ello funciona sin problemas cuando la influencia del simpático y el parasimpático es equilibrada. En cuanto uno de estos sistemas se impone, todo el sistema se desmorona, teniendo como consecuencia la enfermedad.

El sistema cerebrospinal se compone del sistema nervioso central —se encuentra en el cerebro y en la médula espinal— y además del sistema nervioso periférico, los nervios de la cabeza, tronco y extermidades. Una de las tareas del sistema cerebrospinal consiste en elaborar informaciones y sensaciones, y propiciar movimientos voluntarios, que queremos hacer conscientemente y deseamos. Aquí no se hace nada en contra de nuestra voluntad. Si por ejemplo, quiere cerrar la mano en puño, ocurre lo siguiente: el cerebro envía el correspondiente encargo por medio de las vías nerviosas hasta la musculatura flexora del antebrazo y de la mano. Estos músculos se contraen y se forma un puño. El mismo proceso se produce en cada uno de los movimientos de las diferentes partes del cuerpo o de la totalidad del cuerpo.

Todos los sistemas nerviosos descritos no trabajan independientemente, sino que sus funciones dependen unas de otras de alguna forma, influyéndose mutuamente.

El masaje influye sobre todo el sistema nervioso de forma positiva: los estímulos producidos por el tacto y el calor se reciben por las terminales nerviosas, que se encuentran en la piel, y transmitidos al interior del cuerpo, a las centrales de recepción — nosotros reaccionamos con sensación de bienestar y relajación. El masaje tiene un efecto equilibrador, ya que nuestros nervios estresados se tranquilizan y los cansados se ven estimulados. El masaje del tejido conjuntivo y la reflexoterapia podal tienen además unos efectos curativos muy especiales, ya que a través de estos métodos puede influirse de forma concreta sobre el sistema nervioso vegetativo.

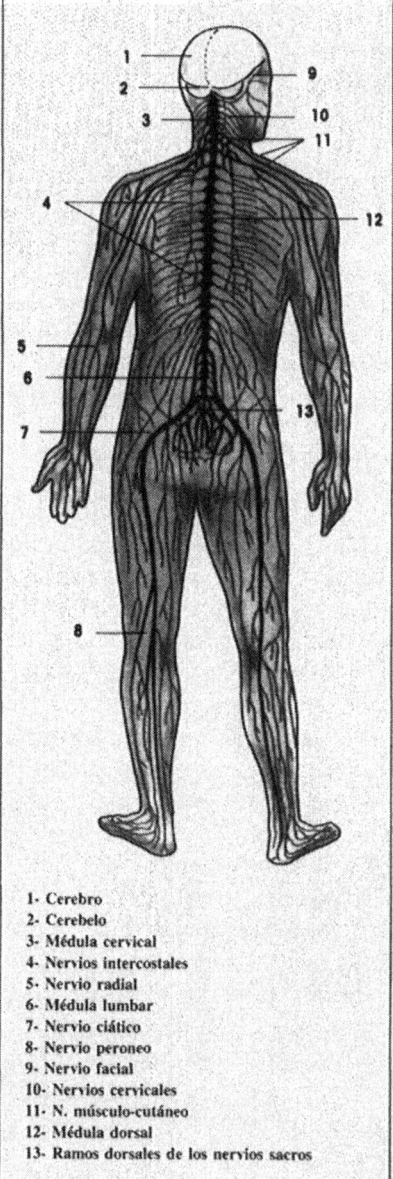

1- Cerebro
2- Cerebelo
3- Médula cervical
4- Nervios intercostales
5- Nervio radial
6- Médula lumbar
7- Nervio ciático
8- Nervio peroneo
9- Nervio facial
10- Nervios cervicales
11- N. músculo-cutáneo
12- Médula dorsal
13- Ramos dorsales de los nervios sacros

Ilustración 168 : *El sistema nervioso*

LOS LÍQUIDOS CORPORALES : CIRCULACIÓN SANGUÍNEA Y SISTEMA LINFÁTICO

Una persona adulta tiene, según sea su talla, un promedio de 4 a 5 litros de sangre que circula por un sistema de vasos sanguíneos muy ramificado. Nuestra "savia" recorre en su viaje por el cuerpo dos vías diferentes : en la circulación menor o circulación pulmonar se produce el metabolismo gaseoso. La sangre se desprende del dióxido de carbono en el pulmón y toma el oxígeno. En la circulación mayor o circulación corporal la sangre lleva el oxígeno a los tejidos. Por el camino absorbe numerosas sustancias en los diversos órganos.

Las tareas principales de la circulación sanguínea consisten en la regulación de la temperatura, el suministro a innumerables células del cuerpo de oxígeno y sustancias nutrientes, así como la evacuación de catabolitos de las células. El punto de partida central de todo el sistema circulatorio es el corazón. Con cada latido se bombea la sangre hacia las arterias, que se ramifican cada vez más. En las ramificaciones más pequeñas de los vasos sanguíneos (capilares) se produce el intercambio de oxígeno y nutrientes por dióxido de carbono y catabolitos. A través de las venas, esta sangre pobre en oxígeno y rica en sustancias nocivas vuelve al corazón, desde donde se bombea hacia el pulmón.

Enriquecida con oxígeno vuelve

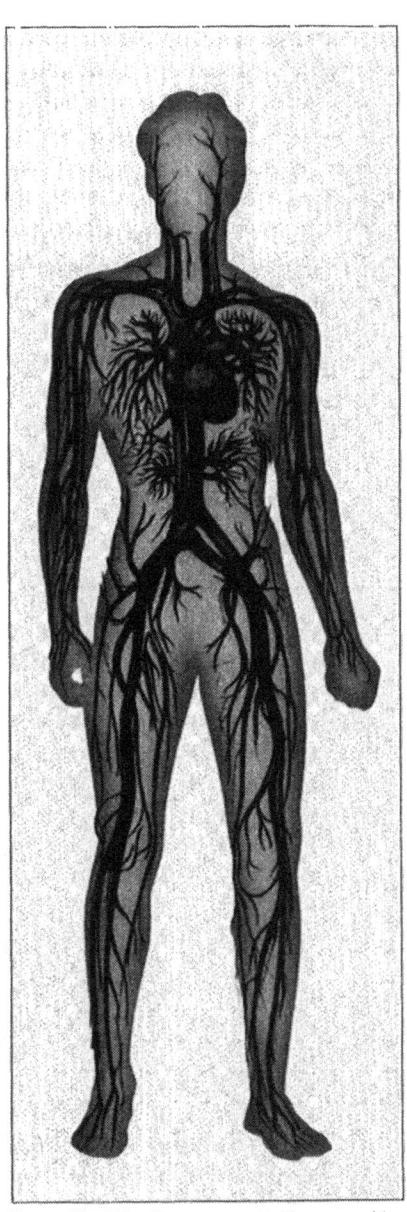

Ilustración 169 : *Esta representación esquemática de la circulación sanguínea muestra el camino de la sangre a través del cuerpo humano*

de nuevo al corazón. El círculo se cierra. De esta forma pueden subsistir o crecer todos los sistemas corporales (músculos, huesos, órganos internos) y realizar sus funciones tan importantes para la vida.

El masaje ayuda a la circulación sanguínea, la estimula y cuida de un mejor suministro de oxígeno y nutrientes a las células. La evacuación de catabolitos se estimula de la misma manera.

El sistema linfático, también una red de vasos que transporta líquidos corporales, es un componente de nuestro sistema inmunológico y tiene una importante función purificadora y protectora de nuestro cuerpo. El líquido linfático fluye por un sistema de vasos muy ramificado que recorre todo el cuerpo (ver ilustración 170).

La linfa enriquecida con los distintos catabolitos y bacterias fluye a través del nudo linfático, que podría compararse con una estación de filtrado de catabolitos. Los nudos linfáticos se encuentran principalmente en la zona del cuello, en las axilas y en la ingle. Los vasos linfáticos se unen formando un gran pasillo linfático derecho e izquierdo, que terminan en las venas de la mitad superior del cuerpo. Al contrario de la sangre, el líquido linfático no tiene un "motor" como el corazón, sino que depende de la contracción de los músculos que se encuentran alrededor de los vasos linfáticos. Una falta de ejercicio muscular tiene efectos

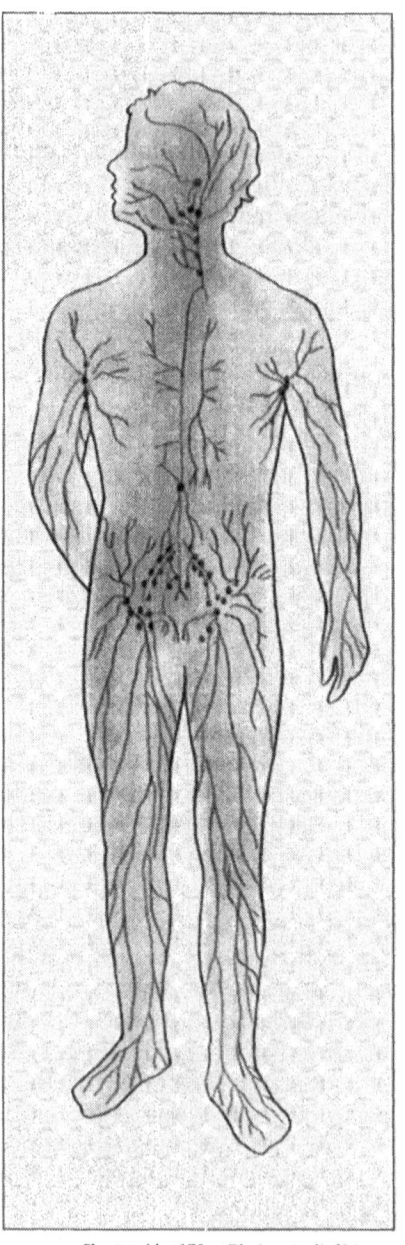

Ilustración 170 : *El sistema linfático*

muy negativos sobre el flujo linfático: queda retenido, los vasos linfáticos se congestionan y no pueden transportar bien las sustancian nocivas.

Todas las formas de masaje, pero especialmente el masaje linfático, cuidan de una fuerte estimulación del flujo linfático, lo cual hace que los catabolitos de evacuen y se fortalezcan las defensas del cuerpo.

LA PIEL

La piel es la última frontera que separa el cuerpo del exterior pero a la vez establece el contacto con él. Nuestra capa corporal nos protege de influencias mecánicas (heridas), químicas (cauterizaciones) y térmicas (quemaduras), así como la entrada de agentes patógenos. Pero el tejido cutáneo es mucho más que una capa protectora: es un órgano que debe desempeñar numerosas funciones. La piel regula la temperatura de la piel, el nivel de agua y ayuda a eliminar productos de desecho. Pero sobre todo es un órgano de tacto y sensibilidad, rico en terminaciones nerviosas en la superficie de la piel, a través de las cuales recibimos los estímulos del exterior (calor, frío, presión).

La piel es el punto donde el masaje desarrolla su efectividad: a través de las terminaciones nerviosas, los estímulos conseguidos a través del tacto se convierten en energía curativa. De esta forma se relajan los músculos contraídos, la respiración se hace más profunda y los procesos curativos se ponen en marcha.

Sin embargo, el masaje también tiene una influencia directa sobre la piel, ya que mejora su circulación sanguínea y estimula la renovación celular. El resultado de un masaje realizado regularmente es una tez rosada y fresca, que refleja salud y bienestar.

BIBLIOGRAFÍA

Masaje
Dicke, Hannover: Bindegewebsmassage. Hippokrates-Verlag, Stuttgart 1982.
Gordon: Deine heilenden Hände - Eine Anleitung zur Polarity-Massage. Hugendubel-Verlag, München 1980.
Hofer: Mini-Massage. Heyne-Verlag, München 1990.
Hoffa, Gocht, Storck, Lüdke: Technick der Massage. Enke Verlag, Stuttgart 1984.
Ingham: Geschichten, die die Füße erzählen können. Drei-Eichen-Verlag, München und Engelberg/Schweiz 1983.
Kuan Hin: Chinesische Massage und Akupressur. Hallwag-Verlag Bern und Stuttgart 1988.
Leboyer: Sanfte Hände - Die traditionelle Kunst der indischen Baby-Massage. Kösel-Verlag, München 1989.
Lindell, Thomas, Beresfeld, Cooke, Porter: Massage - Anleitung zu östlichen und westlichen Techniken. Mosaik-Verlag, München 1985.
Marquardt: Reflexzonenarbeit am Fuß. Haug-Verlag, Heidelberg 1984
Maxwell-Hudson: Das große Handbuch der Massage. Heyne-Verlag, München.
Moegling (Hrsg.): Sanfte Massagen. Goldmann-Ratgeber, München 1988.

Ravald: Massage-ABC für jedermann, Humboldt-Taschenbuchverlag. München 1985.

Rumpler, Schutt: Massage. FALKEN Verlag, Niedernhausen 1986.

Thomas: Massage bei Beschwerden. Mosaik-Verlag, München 1989.

Walker: Das entspannte Baby - Mehr Wohlbefinden für Ihr Kind durch Massage und Gymnastik. Kösel-Verlag, München 1989.

Wood, Becker: Klassische Massagemethoden - Grundlagen - Wirkung - Technik der Ganz - und Teilmassagen. Hippokrates-Verlag, Stuttgart 1984.

Zeiß: Babyfitneß - Massage, Spiele, Gymnastik und Schwimmen für Kinder im 1. Lebensjahr. FALKEN Verlag, Niedernhausen 1989.

Terapias corporales y lectura del cuerpo

Dychtwald: Körperbewußtsein. Synthesis-Verlag, Essen 1981.

Kurtz, Prestera: Botschaften des Körpers - Bodyreading: ein illustrierter Leitfaden. Kösel-Verlag, München 1979.

Lowen: Bioenergetik - Therapie der Seele durch Arbeit mit dem Körper. Rowohlt-Verlag, Reinbek bei Hamburg 1972.

Painter: Körperarbeit und persönliche Entwicklung. Kösel-Verlag, München 1984.

Petzhold: Die neuen Körpertherapien. Junfermann-Verlag, Paderborn 1977.

Rolf: Rolfing. Strukturelle Integration. Hugendubel-Verlag, München 1990.

Métodos de curación completa

Beck: Krankheiten als Selbstheilung. Suhrkamp-Verlag, Frankfurt/Main 1985.

Dethlefsen, Dahlke: Krankheit als Weg. Bertelmann-Verlag, München 1979.

Grossinger: Wege des Heilens. Vom Schamanismus der Stenzeit zur heutigen alternativen Medizin. Kösel-Verlag, München 1982.

Koesters: Wenn die Seele krank macht - Die psytchosomatische Medizin und ihre Heilungsmethoden. Stern-Buch, Hamburg 1990.

Teegen: Ganzheitliche Gesundheit - Der sanfte Umgang mit uns selbst. Rowohlt-Verlag, Reinbek bei Hamburg 1987.

Tietze: Entschlüsselte Organsprache - Krankheit als SOS der Seele. Ariston-Verlag, Genf 1985.

Sobre las medidas complementarias

Achterberg: Die heilende Kraft der Imagination. Scherz-Verlag 1987.

Feldenkrais: Bewußtheit durch Bewegung - Der aufrechte Gang. Suhrkamp-Verlag, Frankfurt/Main 1967.

Görz: Die Natur heilt - Der moderne Gesundheitsratgeber für Körper und Seele. Südwest-Verlag, München 1985.

Hess, Eder, Montag, Schutt: Natürliche Behandlungsmethoden bei Rückenschmerzen, Massage - Gymnastik - Entspannung. FALKEN Verlag, Niedernhausen 1990.

Haak: Tele-Rückenschule. Wohlbefinden durch bewußte Körpererfahrung. FALKEN Verlag, Niedernhausen 1992.

Kruse, Pavlekovic, Haak: Autogenes Training. Der Wer zum Wohlbefinden. FALKEN Verlag, Niedernhausen 1992.

Leibold: Akupressur zur Eigenbehandlung. FALKEN Verlag, Niedernhausen 1989.

Leibold: Das moderne Hausbuch der Naturheilkunde. FALKEN Verlag, Niedernhausen 1988.

Leibold: Shiatsu. FALKEN Verlag, Niedernhausen 1987.

Regardie: Entspannung ohne Streß. Knaur-Verlag, München 1989.

Schmitt: Atemheilkunst. Humata-Verlag.

Schutt: Aromatherapie - Gesundheit und Entspannung durch ätherische Öle. FALKEN Verlag, Niedernhausen 1990.

Schutt: Heilatmen. FALKEN Verlag, Niedernhausen 1989.

Simonton: Prinzip Mut - Die Aktivierung der Selbstheilungskräfte bei Krebs. Heyne-Verlag, München 1989.

Tisserand: Aromatherapie - Heilung durch Duftstoffe. Bauer-Verlag, Freiburg i. Breisgau 1988.

www.ingramcontent.com/pod-product-compliance
Lightning Source LLC
Chambersburg PA
CBHW061406280526
45784CB00001B/387